Emergencias Médicas

Emergencias Médicas
*Muhamad González, Daniel Córdova, Diana Lara
Leonardo Mancheno, Guido Salazar, Doris Rea, Erika Camacho
Italo Mejía, Jericó Osorio, Maite Ocaña, Cristian Uriarte,
William Uriarte, Ricardo Sandoval*

IMPORTANTE

La información aquí presentada no pretende sustituir el consejo profesional en situaciones de crisis o emergencia.

Para el diagnóstico y manejo de alguna condición particular es recomendable consultar un profesional acreditado.

Cada uno de los artículos aquí recopilados son de exclusiva responsabilidad de sus autores.

2020 Cuevas Editorial,
Diseño de Portada:
ISBN:
Impreso en Ecuador - Printed in Ecuador
Cualquier forma de reproducción, distribución, comunicación pública o transformación de esta obra solo puede ser realizada con la autorización de sus titulares, salvo excepción prevista por la ley.

ÍNDICE DE AUTORES

Erika Vannessa Camacho Landázuri
Título de Médica Cirujana por la Pontificia Universidad Católica del Ecuador
Médico residente de la Clínica de Urología
Insuficiencia respiratoria aguda

Italo José Mejía Sabando
Título de Médico Cirujano por la Universidad Laica Eloy Alfaro de Manabí
Médico Residente del Hospital Napoleón Dávila Córdova
Politraumatismo

Jericó Vladimir Osorio Muñoz
Titulo de Médico Cirujano por la Universidad Laica Eloy Alfaro de Manabí
Médico Residente en la Clínica Santa Lucía
Trauma de Torax

Maite Carolina Ocaña Terán
Título de Médica por la Universidad Central del Ecuador
Médico en Centro Integral de Medicina Biológica
Médico Residente de la Clínica María Auxiliadora
Trauma Abdominal

Cristian Israel Uriarte Muñoz
Título de Médico por la Universidad Central del Ecuador
Médico en Centro de Salud Tipo C La Concordia
Abdomen Agudo

Ricardo Paúl Sandoval Pazmiño
Título de Médico por la Universidad Central del Ecuador
Médico en Novaclinica S.A. Santa Cecilia
Colico Nefritico

William Ronald Uriarte Chacán
Título de Médico por la Universidad Central del Ecuador
Médico Residente del Hospital Provincial Marco Vinicio Iza
Quemaduras

ÍNDICE

Insuficiencia respiratoria aguda   11
Erika Vannessa Camacho Landázuri

Politraumatismo   25
Italo José Mejía Sabando

Trauma de Torax   37
Jericó Vladimir Osorio Muñoz

Trauma Abdominal   55
Maite Carolina Ocaña Terán

Abdomen Agudo   67
Cristian Israel Uriarte Muñoz

Colico Nefritico   93
Ricardo Paúl Sandoval Pazmiño

Quemadura   105
William Ronald Uriarte Chacán

CAPÍTULO 7

Insuficiencia Respiratoria Aguda
Erika Vannessa Camacho Landázuri

Introducción

La función del aparato respiratorio es proporcionar un aporte correcto de oxígeno (O2) a los tejidos, así como la eliminación de las sustancias tóxicas (CO2) producidas a nivel celular. Por lo tanto es necesario que funcionen correctamente diversos órganos y aparatos, y que exista entre ellos una adecuada coordinación; centros nerviosos, encargados de controlar la ventilación pulmonar, pared torácica, con su musculatura y elementos óseos, de los que depende una adecuada ventilación alveolar, sistema bronquial y alveolar, por donde discurren los gases inhalados y expelidos, membrana alveolo-capilar, en donde difunden los gases, aparato circulatorio y elementos sanguíneos encargados de transportar los gases desde el alveolo bronquial hasta la misma célula y viceversa.

En la insuficiencia respiratoria (IR) el organismo es incapaz de mantener equilibrio entre el aporte de O2 a los tejidos y la eliminación de los productos residuales (CO2), alcanzando niveles insuficientes de presión parcial de O2 arterial (hipoxemia, con PaO2 inferiores a 70-80 mmHg) y/o manteniendo valores excesivamente elevados de presión parcial de CO2 arterial (hipercapnia PaCO2 superior a 45 mmHg). Todo esto respirando aire ambiente, con una proporción de O2 del 21% (fracción inspiratoria de O2 - FiO2 - de 0,21), en reposo y a nivel del mar.

Se define como un aporte insuficiente de oxígeno o la eliminación inadecuada de dióxido de carbono a nivel tisular. A nivel pulmonar esto representa la incapacidad del sistema respiratorio para satisfacer las necesidades metabólicas del organismo y eliminar CO2.

Los valores normales de PaO2 oscilan entre 90 y 100 mmHg. Habitualmente hay una pequeña diferencia fisiológica entre los valores de oxígeno alveolares (PAO2) y arteriales (PaO2) («gradiente alveolo-capilar de oxígeno»: DO2(A-a)) debido a shunts fisiológicos intratorácicos (venas de Tebesio, circulación bronquial) o por alteraciones de la ventilación/perfusión de carácter gravitacional. Generalmente esta diferencia es de 5 a 10 mmHg, aumentando con la edad hasta los 20 o 30 mmHg. Puede calcularse con la siguiente fórmula:

$$DO_2(A-a) = \left[150 - \frac{PACO_2}{R}\right] - PaO_2.$$

donde PACO2 es la presión alveolar de CO2 (que es igual a la arterial) y R el cociente respiratorio, 0,8. Para cualquier persona, descensos superiores a 20-30 mmHg (PaO2 inferiores a 70-80 mmHg) son patológicos. La PO2 normal puede variar en determinadas circunstancias como son la presión barométrica, la posición del sujeto y la edad. Existen fórmulas para calcular de manera aproximada la PO2 teórica en función de estas circunstancias como:
• PO2 = 104-(0,27 x años) con el sujeto sentado.
• PO2 = 103,5-(0,42 x años) con el sujeto en supino.
La PaCO2 oscila alrededor de 40 ± 5 mmHg, sin modificaciones con la edad ni con la posición. Se relaciona con el nivel de ventilación alveolar (a menor ventilación, mayor PaCO2) para una determinada producción de CO2 (cuando más CO2 se produce, mayor será la PaCO2) según la fórmula:

$$PaCO_2 = k \times \frac{VCO_2}{Va}.$$

Siendo K una constante, VCO2 la producción de CO2 y Va la ventilación alveolar.

Aunque tanto el O2 como el CO2 van en la sangre disueltos, fundamentalmente se transportan unidos a diferentes sustancias. El O2 se transporta en su mayoría (99%) unido al hierro de la hemoglobina, formando oxihemoglobina. Existe relación entre la PaO2 y la cantidad de O2 unido a la hemoglobina, que se ha definido mediante la denominada «curva de disociación de la hemoglobina». Esta curva muestra que existe un valor crítico, para PaO2 de unos 60 mmHg, que se corresponde con una saturación de la hemoglobina próxima al 90%; cifras menores de PaO2 conducen a una reducción importante de la saturación con la consiguiente disminución del O2 transportado y daño de los tejidos, mientras que por encima la curva se aplana y pese a grandes aumentos no se altera sustancialmente la saturación. También vemos cómo la curva se desplaza hacia la derecha (se cede más fácilmente O2 a los tejidos) o hacia la izquierda (cuesta más cederlo) dependiendo de otros factores como temperatura corporal, cantidad de 2-3 DPG de los hematíes o pH de la sangre. También el ejercicio físico, al aumentar la temperatura corporal e inducir acidosis, desplaza la curva hacia la derecha.

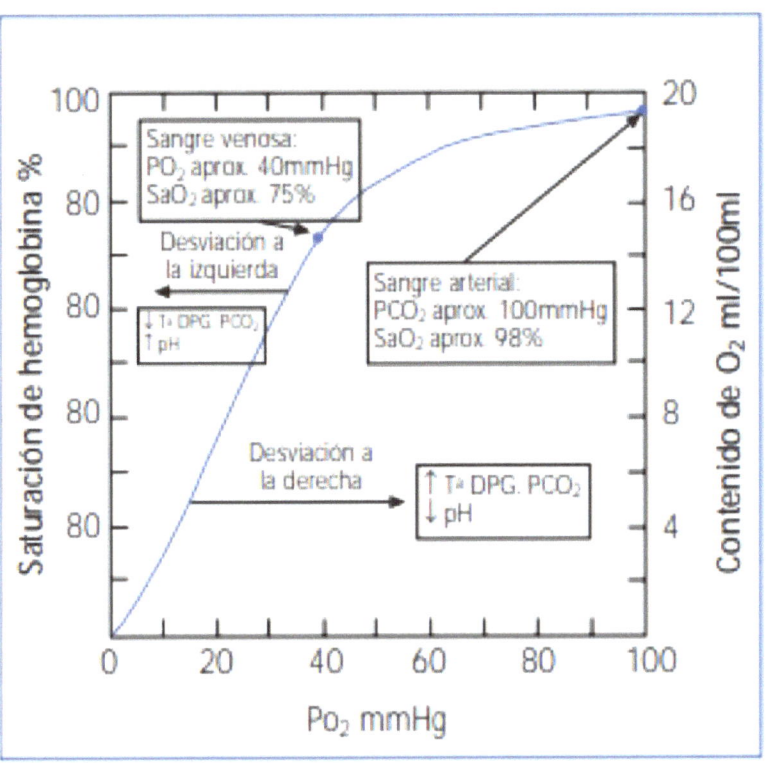

Clasificación de la insuficiencia respiratoria: tiempo de evolución, fisiopatología y gradiente alveolo-arterial de oxígeno.

TIEMPO DE EVOLUCIÓN		
La insuficiencia respiratoria aguda (IRA)	**La insuficiencia respiratoria crónica (IRC)**	**La insuficiencia respiratoria crónica agudizada (IRCA)**
Se instaura en cortos períodos de tiempo (horas o días). Predomina su presentación en personas previamente sanas.	Curso evolutivo largo. Indica que existe un estado patológico subyacente previo	Se denomina a la IRC que sufre descompensación con un empeoramiento rápido del intercambio gaseoso.

FISIOPATOLOGÍA

Insuficiencia respiratoria hipoxémica o parcial o tipo I	Insuficiencia respiratoria hipercápnica, mixta o global o tipo II
es la insuficiencia respiratoria ocasionada por un fallo de la oxigenación. Existe hipoxemia (PaO2 inferiores a 70-80 mmHg) y la PaCO2 es normal o disminuida.	es la insuficiencia respiratoria ocasionada por un fallo de la ventilación. Coexiste además de hipoxemia la presencia de hipercapnia (PaCO2 superior a 45 mmHg).

GRADIENTE ALVEOLO-ARTERIAL DE OXÍGENO (AAPO2)

Insuficiencia respiratoria con AaPO2 elevado.	Insuficiencia respiratoria con AaPO2 normal.
El valor de AaPO2 que se acepta como normal es de hasta 20 mmHg. Este valor puede variar con la edad y la altitud. El cálculo del AaPO2 nos permite diferenciar si el origen de la IR es intrapulmonar (AaPO2 elevado) o extrapulmonar (AaPO2 normal) y, por tanto, la actitud terapéutica.	

Fisiopatologia
- Disminución de la presión parcial de oxígeno en el aire inspirado: Causa infrecuente de IR aguda. Esta se suele producir en situaciones de altitud, en las que existe una disminución de la presión barométrica y de la presión parcial de O2 en el aire ambiente y por tanto una disminución de la PAO2 y la PO2, con conservación del gradiente alveoloarterial de O2. Otras situaciones en las que puede producirse este mecanismo fisiopatológico son aquellas en las que el O2 es diluido por concentraciones de otro gas, como puede ocurrir en las minas por bolsas de monóxido de carbono o metano y en aquellas situaciones en las que el O2 es consumido por el fuego. En estos casos se producirá una hipoxemia que condiciona una hiperventilación y consiguiente hipocapnia.
- Hipoventilación alveolar: Cuando la ventilación alveolar es insuficiente para responder a los requerimientos respecto de la eliminación del dióxido de carbono, en consecuencia, la PaCO2 empieza a aumentar. La hipercapnia resultante no sólo está asociada a hipoxemia, sino que causa

acidosis respiratoria, aumento de la resistencia vascular pulmonar y vasodilatación cerebral. Lo que caracteriza a la hipoxemia por hipoventilación es la elevación de la PaCO2, con un gradiente alveolo-arterial de oxígeno normal. Cuando el gradiente se encuentra elevado, existe un mecanismo adicional, como cortocircuito o discordancia ventilación/perfusión, que contribuye a la hipoxemia.

- La hipoxemia causada por hipoventilación puede ser corregida administrando suplementos de oxígeno. De cualquier modo, este oxígeno no tiene efecto directo sobre la acidosis respiratoria. La forma más fisiológica de corregir tanto la acidosis respiratoria como la hipoxia, es mejorar la ventilación alveolar, y el mejor modo de hacerlo depende de la causa de la hipoventilación. Así, cuando la hipoventilación es debida a una obstrucción del flujo aéreo, los broncodilatadores y la eliminación de las secreciones son lo más apropiado. Sin embargo, si la causa es una depresión del centro respiratorio por sobredosis de sedantes, la ventilación mecánica será lo más adecuado.
- Alteraciones de la difusión: Una vez que los gases del exterior han alcanzado los alvéolos deben intercambiarse con los de la sangre para distribuirse por el organismo. Este intercambio de O2 y CO2 entre el alveolo y el capilar pulmonar se realiza fundamentalmente por un proceso de difusión pasiva y viene regulado por las leyes físicas de la difusión de gases. Es un mecanismo poco importante de hipoxemia. En los casos en que existe patología intersticial difusa (con engrosamiento de la membrana alveolo-capilar) se produce hipoxemia durante el ejercicio debido a la disminución del tiempo de tránsito de los hematíes en las proximidades del alveolo. En condiciones de reposo, no presenta repercusión funcional, ya que el tiempo de tránsito del hematíe a través del capilar pulmonar permite alcanzar un equilibrio entre la PAO2 y la PO2 en el capilar pulmonar. En condiciones normales este equilibrio se alcanza cuando el hematíe ha recorrido un tercio del trayecto de la longitud del capilar. La hipoxemia se acompañará de hipocapnia, por la hiperventilación, con aumento del gradiente alveolo-capilar de O2 y mejora tras respirar una FiO2 elevada.
- Existencia de cortocircuito o Shunt: En condiciones normales existe un shunt fisiológico de 2-3% del gasto cardíaco. Este shunt puede verse aumentado cuando existen comunicaciones anormales entre arterias y venas. Estas comunicaciones pueden ser intrapulmonares, destacando la

la existencia de fístulas arteriovenosas pulmonares o extrapulmonares, que son más frecuentes. Entre estas últimas destacan las cardiopatías congénitas por defectos septales auriculares o ventriculares o por persistencia del conducto arterioso. No obstante, la causa más frecuente de la existencia de un shunt es la ocupación de los alveolos por fluidos inflamatorios o la atelectasia de los mismos, sin estar estas unidades ventiladas y con perfusión conservada, por lo que la sangre que pasa por ellos no se oxigena. Esto es lo que ocurre en las neumonías, edemas cardiogénicos y no cardiogénicos y atelectasias. Puesto que la región del shunt carece de ventilación, los suplementos de O2 aumentaran la PAO2 sólo en las zonas del pulmón donde no exista shunt, por ello suplementos importantes de O2 tienen escasa repercusión sobre la oxigenación arterial, al no oxigenarse la sangre que pasa a través de ellos y mezclarse con la sangre oxigenada.

- Desequilibrios en la ventilación/perfusión (V/Q): Es el más importante ya que constituye el más frecuente mecanismo de hipoxemia en la mayor parte de enfermedades pulmonares obstructivas, intersticiales y vasculares como la embolia de pulmón. El pulmón está constituido por millones de alveolos, cada uno con una ventilación y una perfusión determinada. En condiciones ideales la relación entre ambos debe ser 1, pero en teoría ésta relación V/Q puede variar desde cero hasta infinito. La existencia de desigualdades V/Q significa que la ventilación y el flujo sanguíneo no concuerdan en diferentes regiones del pulmón, resultando ineficaz el intercambio de gases. El grado de afectación de la ventilación y/o perfusión varía entre sus dos extremos que son: - La existencia de un "efecto espacio muerto" en el que no existiría perfusión y la relación V/Q tiende a infinito. Por lo que el aire alveolar sería malgastado ya que no se puede intercambiar con la sangre. La existencia de un "efecto shunt" en el que la ventilación es nula y la relación V/Q tiende a cero. Al principio la hipoxemia suele corregirse con el estímulo hipóxico sobre la ventilación, por lo mismo en fases iniciales es rara la hipercapnia, pero en fases avanzadas cuando las desigualdades V/Q son muy severas, la hipercapnia puede aparecer. La hipoxemia producida por este mecanismo corrige con la administración de suplementos de O2.

-

MECANISMOS FISIOPATOLOGICOS				
	PO2	PCO2	DIFERENCIA ALVEOLO ARTERIAL DE OXÍGENO	RESPUESTA AL O2
Disminución PAO2	Baja	Baja	Normal	Si
Hipoventilación alveolar	Baja	Alta	Normal	Si
Alteración de la difusión	Baja	Baja	Alta	Si
Shunt	Baja	Baja	Alta	No o escasa
Desequilibrios en la V/Q	Baja	Baja, normal o alta	Alta	Si

Diagnóstico

Clínica: Podemos sospechar la existencia de una IRA por la presencia de síntomas y signos de hipoxemia y/o hipercapnia, sobre todo en presencia de pacientes diagnosticados de enfermedades pulmonares agudas o crónicas agudizadas o procesos extrapulmonares agudos o crónicos agudizados que potencialmente puedan desarrollar IRA.

SIGNOS Y SINTOMAS	
HIPOXEMIA	**HIPERCAPNIA**
Disnea Taquipnea Incoordinación toracoabdominal Cianosis Taquicardia Hipertensión arterial Agitación Pulso paradójico	Desorientación Obnubilación Flapping Taquicardia Hipertensión arterial
En fases avanzadas: hipotensión y bradicardia.	En fases avanzadas: hipotensión y bradicardia.

Coloración de piel y mucosas: Cianosis, no suele reconocerse hasta cifras correspondientes a niveles de oxigenación muy bajos, con PaO2 de 40-50 mmHg. Frecuencia cardíaca y respiratoria. Taquipnea por encima de 30 rpm indica gravedad. Tensión arterial.

Empleo de musculatura accesoria: Habitualmente el individuo sano no utiliza esta musculatura (músculos intercostales, escalenos, esternocleidomastoideo) durante la respiración en reposo. Observar la utilización de dicha musculatura respiratoria accesoria permite, por tanto, tener una idea aproximada del grado de trabajo ventilatorio del paciente. En casos de limitación de gran intensidad al flujo aéreo, puede producirse fatiga muscular (incapacidad para mantener una contracción muscular regular efectiva), aumentando el diámetro antero-posterior de la caja torácica durante la inspiración y disminuyendo al mismo tiempo el perímetro abdominal (respiración paradójica). Constituye otro signo de gravedad.

Auscultación cardiopulmonar: Situación cardíaca (soplos, arritmias, etc.) y pulmonar (secreciones, roncus, sibilancias, etc.).

Estado neurológico y mental y otros signos de alarma: Disminución de la capacidad intelectual, desorientación temporo-espacial, obnubilación y coma. La presencia de cefaleas y somnolencia nos debe hacer pensar en la existencia de hipercapnia (efecto vasodilatador del CO_2 sobre los vasos cerebrales). Algunos enfermos pueden presentar asterixis o flapping tremor, indicativo de retención aguda de anhídrido carbónico.

Gasometría arterial: prueba imprescindible para confirmar la sospecha diagnóstica de IRA, además nos informa del grado de severidad de la misma, de la existencia o no de hipercapnia y de la existencia de alteraciones en el equilibrio ácidobase.

Pulsioximetría: La interpretación resulta de la curva de disociación de la hemoglobina que ya conocemos. Así, en condiciones respiratorias normales, la saturación de O_2 debe estar por encima del 97% (que correspondería a una PaO_2 superior a 80 mmHg). El punto crítico es la presencia de saturaciones inferiores al 95% (PaO_2 inferiores al 80 mmHg), o al 90% en personas con patología pulmonar crónica previa (PaO_2 de 59 mmHg). Saturaciones superiores no implican tomar ninguna medida correctora desde el punto de vista respiratorio; por debajo de esas cifras, especialmente inferiores al 90%, existe hipoxia severa y es necesario administrar medidas correctoras (oxígeno, intubación, etc.).

Exámenes complementarios

- **ECG:** Determinar alteraciones cardíacas, unas veces como factores desencadenantes de descompensación pulmonar (IAM, TEP, etc.), otras como complicaciones cardíacas secundarias a la IR (arritmias, etc.).
- **Radiografía de tórax (Rx):** Establecer la etiología y valorar factores desencadenantes. Es útil tener presentes los diferentes patrones radiológicos que nos podrán orientar sobre la etiología.

Etiología de la Insuficiencia Respiratoria Aguda (Ira) en Función de los Patrones Radiológicos	
Patrón Radiológico	Etiologia de Ira
Normal	EPOC, Asma, TEP. Enfermedades neuromusculares. Enfermedades de caja torácica. Depresores SNC. Obstrucción de vía aérea superior. Inhalación de humos. Shunt intrapulmonares
Alteración localizada	Neumonía localizada, infarto pulmonar, atelectasia. Aspiración. Hemorragia localizada, contusión pulmonar localizada
Alteración difusa	EAP, SDRA, neumonía bilateral, hemorragia alveolar. Enfermedades intersticiales difusas. Neumonitis por fármacos o tóxicos. Contusión pulmonar difusa. Linfangitis carcinomatosa
Patología extra pulmonar	Neumotórax Derrame pleural Fracturas costales múltiples Derrame pleural Deformidades de caja torácica.

Laboratorio: electrolitos, hematocrito, cultivo de esputos.

Tratamiento

Comprende dos apartados. En primer lugar, el tratamiento de la enfermedad de base causante de la IRA (neumonía, TEP, etc) y en segundo lugar el tratamiento específico de la IRA.

Medidas Generales

- Asegurar la permeabilidad de la vía aérea (retirar cuerpos extraños incluido prótesis dentales, aspirar secreciones, etc) y si fuera preciso la intubación orotraqueal.
- Monitorización de constantes vitales y SaO2.
- Canalización de vía venosa
- Nutrición e hidratación adecuadas.
- Tratamiento de la fiebre, la agitación o cualquier situación que conlleve un aumento del consumo de O2.
- Tratamiento si existe de la anemia y de la hipotensión para mejorar el transporte de O2.
- Protección gástrica si precisa.
- Profilaxis de la enfermedad tromboembólica

Corrección de la oxigenación: Es necesario que contemos con una avía aérea permeable, es decir, debemos despejar obstrucciones de la vía aérea, recurrir a la ventilación boca a boca o con mascarilla e incluso recurrir a la intubación endotraqueal cuando sea necesario.

- Administración de suplementos de oxígeno. El objetivo de la oxigenoterapia es corregir la hipoxemia crítica. Debemos conocer la fisiopatología del proceso causal, dado que la respuesta de la administración de O2 variará en función de éste. Así, la hipoxemia causada por desajuste leve-moderado en la relación V/Q (neumonía, asma, embolia pulmonar…) suele ceder con el suplemento de O2. La hipoxemia causada por desajuste grave de V/Q o shunt intrapulmonar importante (SDRA, neumonías extensas, tromboembolismos importantes, etc.) es más resistente al suplemento de O2, precisando concentraciones elevadas o incluso tóxicas, y a veces ventilación mecánica. Por último, la hipoxemia causada por un desajuste V/Q leve-moderado con hipercapnia, generalmente asociado a limitación del flujo espiratorio, se puede corregir con FiO2 baja. En algunos de estos pacientes el oxígeno puede inducir acidosis respiratoria; en estos casos nunca debe retirarse la oxigenoterapia para intentar reducir la hipercapnia progresiva, sería aconsejable la reducción de la FiO2 o, si es necesario, la intubación y la ventilación mecánica.

- **Corrección de la acidosis respiratoria:** La urgencia en corregir la acidosis y el tipo de terapia requerida dependen del grado de acidosis, del tiempo en que la acidosis se ha desarrollado y de la causa que la produjo. La administración de bicarbonato corregirá parcialmente la acidosis respiratoria y causa una rápida mejoría del paciente. El mayor efecto negativo de la administración de bicarbonato es la alcalosis y la sobrecarga de sodio que puede quedar una vez tratada la causa de la acidosis respiratoria, por lo cual es recomendable en acidosis graves, y dando cantidades relativamente pequeñas y como medida temporal.
- **Ventilación no invasiva:** Toda forma de soporte ventilatorio sin la creación de una vía aérea artificial mediante la intubación traqueal o traqueotomía.
  - **CPAP/PEEP:** La aplicación de una presión positiva al final de la espiración (positive end-expiratory pressure[PEEP]) mejora la oxigenación arterial en pacientes con hipoxemia grave. Cuando se aplica PEEP en un paciente que respira espontáneamente suele denominarse presión positiva continua sobre las vías aéreas (continuous positive-airways pressure[CPAP]) o CPAP/PEEP. Para ello se necesita una fuente de alto flujo que garantice la ventilación minuto del paciente y permita administrar valores elevados de FiO2. Es necesario utilizar mascarillas nasobucales firmemente sujetas para evitar las fugas. En este tipo de sistemas, todo el trabajo respiratorio es realizado por el propio paciente.
- Ventilación mecánica invasiva: Es una técnica de soporte vital avanzada. En este caso, además del soporte de la ventilación, hay que crear una vía aérea artificial.
  - **Intubación traqueal:** Colocación de un tubo orotraqueal.
  - **Creación de una vía aérea artificial:** Cuando no se puede intubar por vía orotraqueal, está indicado el acceso quirúrgico a la vía aérea mediante la realización de una traqueotomía urgente, mediante dos posibles técnicas; cricotomía, en situación de emergencia, y traqueotomía, tras la cricotomía, para garantizar una vía aérea permanente (B. Taylor Thompson, 2017) (Mangado, 2016)

BIBLIOGRAFÍA

1. B. Taylor Thompson, M. R. (10 de 08 de 2017). *The new england journal o f medicine.* Obtenido de The new england journal o f medicine: file:///C:/Users/Carolina%20Camacho/Downloads/nejmra1608077.pdf
2. Carmelo Dueñas Castella, J. M. (01 de JUNIO de 2016). *ELSEVIER.* Obtenido de ELSEVIER: https://www.elsevier.es/es-revista-acta-colombiana-cuidado-intensivo-101-articulo-insuficiencia-respiratoria-aguda-S0122726216300325
3. Mangado, D. N. (2016). *GUIA DE LA BUENA PRACTICA CLINICA EN INSUFICIENCIA RESPIRATORIA.* MADRID: International Marketing & Communications, S.A. (IM&C).

CAPÍTULO 8

Politraumatismo
Italo José Mejía Sabando

Introducción

El traumatismo o lesión está definido como la alteración celular causada por un intercambio de energía con el entorno que es superior a la resistencia corporal; Además son la primera causa de muerte para todos los individuos entre uno y 44 años de edad y es considerada la tercera causa de muerte en todos los grupos de edad (Brunicardi, y otros, 2010).

Se define como politraumatizado a todo paciente con más de una lesión traumática, alguna de las cuales comporta, aunque solo sea potencialmente, un riesgo vital para el accidentado (Espinoza, 2011).

Aproximadamente en la actualidad el 60% de todos los pacientes que presentan politraumatismos se atribuyen a eventos posteriores a un accidente de tránsito, con una elevada tasa de mortalidad. Esto produce un impacto social tan grave que produce aproximadamente 3,5 millones de muertes y alrededor de 50 millones de lesionados a nivel mundial anualmente, con daños que pueden ser lesiones leves o llegar a producirse severas con una discapacidad importante (Espinoza, 2011).

Fases De La Atención Inicial Al Paciente Politraumatizado

La atención inicial al paciente politraumatizado debe comenzar con una correcta clasificación o triage prehospitalario/intrahospitalario de los pacientes, basada en unos criterios preestablecidos que permitan identificar a los pacientes potencialmente graves.

El curso Advanced Trauma Life Support (ATLS) del American College of Surgeons Committee on Trauma se desarrolló a finales de 1970 con base en la suposición de que la atención apropiada y oportuna mejora de modo significativo los resultados finales para el paciente lesionado. El ATLS proporciona un método estructurado para la atención del paciente traumatizado en las cuales son necesarias las intervenciones oportunas y priorizadas para evitar la muerte. A lo largo de este capítulo se respeta el formato del curso ATLS y sus principios básicos, con modificaciones menores (American College of Surgeons, 2012).

El manejo del paciente politraumatizado se lo realiza en cuatro fases bien diferenciadas:

Fase I. Revisión Primaria: Rápida Valoración Inicial Y Reanimación
La revisión primaria consiste en una rápida valoración inicial (de 2 a 5 minutos) e inicio de la reanimación. Los pacientes se evalúan y las prioridades de tratamiento se establecen en función de las características de las lesiones sufridas, sus signos vitales, y el mecanismo de la lesión, debe centrarse en la identificación y el tratamiento de las posibles causas de muerte inmediata. Las lesiones del paciente politraumatizado deben atenderse sucesivamente, en función de la importancia que tengan en el contexto de cada caso; Este proceso constituye el acrónimo ABCDE de la atención del trauma y permite identificar las situaciones que ponen en peligro la vida:

A.(Airway): Mantener la vía aérea con control cervical.
B.(Breathing): Respiración y Ventilación.
C.(Circulation): Circulación con control de hemorragia.
D.(Disability): Incapacidad/Déficit Neurológico.
E.(Exposure): Exposición/Entorno.

A.Vía Aérea Y Control De La Columna Cervical
En la valoración primaria es prioritario asegurar que las vías respiratorias permanezcan permeables. Esto es esencial, porque los esfuerzos para restablecer la integridad cardiovascular pueden ser inútiles a menos que el contenido de oxígeno en sangre sea adecuado. Asimismo, todos los pacientes que presenten un traumatismo cerrado hasta que se descarte una lesión en la columna cervical precisan de la inmovilización de esta. (Brunicardi, y otros, 2010).

Lo primero que se evalúa en el examen inicial es la respuesta verbal. Si tras llamar al accidentado, sí responde, es muy difícil que presente obstrucción de la vía aérea. Si el paciente no contesta, habrá que explorar la orofaringe en busca de cuerpos extraños, realizar aspirado o barrido digital, además de favorecer la apertura de la vía aérea con la elevación de la mandíbula, siempre con estricto control cervical (Vegas & Caballero, 2017).

Si el problema no se resuelve, se debe colocar una cánula orofaríngea y ventilar para asegurar el mantenimiento de la permeabilidad aérea. Si con estas maniobras no se consiguiese establecer la permeabilidad de la vía aérea, habrá que proceder a la intubación orotraqueal (IOT), siempre con control de la columna cervical. La IOT es la técnica de control definitivo de la vía aérea en todo paciente politraumatizado (Tabla 1).

Tabla 1 Indicaciones De Intubación Orotraqueal	
Protección de la vía aérea	**Ventilación**
Inconsciencia Fracturas maxilofaciales graves	Apnea Parálisis neuromuscular Inconsciencia (Glasgow < 8)
Riesgo de brocoaspiración: – Hemorragia en vía aérea – Vómitos	Esfuerzo respiratorio inadecuado Taquipnea extrema (> 40 x minuto) Hipoxia con hipercapnia (SaO2 < 90 % con VentimasK) Cianosis extrema
Riesgo de obstrucción de la vía aérea: – Hematoma cervical – Lesión traqueal o laríngea – Estridor	TAs < 75 mmHg pese a fluidoterapia Hipotermia ≤ 33 ºC
(Ceballos & Pérez, 2017)	

En caso de persistir obstrucción de la vía aérea, se tendrá que recurrir a técnicas más invasivas como la cricotiroidotomía o traqueostomía. Siempre se debe realizar inmovilización cervical, con collarín rígido, hasta que se haya descartado lesión cervical (Brunicardi, y otros, 2010).

B. Respiración y Ventilación
Una vía aérea permeable, por sí sola, no garantiza una adecuada ventilación. Una apropiada función de los pulmones, la pared torácica y el diafragma es necesaria para que exista una buena ventilación; por lo que se debe exponer el cuello y el tórax ya que, con la inspección visual, palpación y auscultación se pueden detectar lesiones que comprometan la ventilación (American College of Surgeons, 2012).

Si no hay ventilación espontánea, puede emplearse un AMBÚ o intubar al pacientede ser indicado aportando oxígeno. Ante la presencia de distrés respiratorio, deben descartarse las lesiones que comprometen gravemente la ventilación (Tabla 2):

Tabla 2

o Neumotórax a Tensión, ante la sospecha clínica (ausencia de murmullo, con disnea, taquipnea, cianosis, hipotensión, taquicardia, inmovilidad del hemitórax afectado, timpanismo) sin necesidad de comprobación radiológica: descompresión inmediata con aguja gruesa en la línea medio clavicular, segundo espacio intercostal.

o Neumotórax Abierto, salida de aire por la herida. Se cierra el defecto mediante un vendaje estéril oclusivo en tres lados y se inserta un tubo de tórax ipsilateral alejado de la lesión.

o Volet costal o Tórax Inestable, implica más de dos fracturas costales por dos puntos diferentes. El tratamiento inicial es la analgesia y en ocasiones requiere la IOT. Siempre subyace en mayor o menor medida una contusión pulmonar, debiéndose controlar el aporte de fluidos.

o Hemotórax Masivo, puede presentarse con hipoventilación unilateral, matidez y signos de shock hipovolémico. Se debe colocar un drenaje torácico grueso y según la cantidad de sangre eliminada se indica la necesidad de intervención quirúrgica.

(Ceballos & Pérez, 2017)

C. Circulación

Posterior a un traumatismo si el paciente presenta Shock debe considerarse siempre hipovolémico por hemorragia hasta que no se demuestre lo contrario. Se debe indagar el origen de la hemorragia y simultáneamente iniciar reanimación. Por el estado del paciente se puede identificar el estado hemodinámico en segundos: estado de consciencia, coloración, pulso; Todo paciente frío y taquicárdico está en shock mientras no se demuestre lo contrario. Si no existe pulso, se iniciarán inmediatamente maniobras de reanimación cardiopulmonar (RCP) (López, y otros, 2018).

El tratamiento se centra en dos puntos
1. Control de hemorragias
Se debe tener presente las cinco localizaciones principales de hemorragias masivas: tórax, abdomen, retroperitoneo (a menudo por fracturas pélvicas), fracturas múltiples de huesos largos y localizaciones externas. Las fracturas de huesos largos y las hemorragias externas se identifican rápidamente con una exploración física breve, en caso de hemorragias externes de debe

taponar inmediatamente con apósitos estériles y un posterior vendaje compresivo. La radiografía de tórax valorará hemorragias torácicas y la de pelvis identificará fracturas pélvicas. Para valorar posibles hemorragias intraabdominales, puede realizarse una valoración por ecografía abdominal para traumatismos Eco- FAST (Focused Abdominal Sonography in trauma) o un lavado peritoneal diagnóstico (LPD) para sangrado macroscópico (Townsend, Beauchamp, Evers, & Mattox, 2013).

2. Reposición de volumen
Se debe insertar dos vías venosas periféricas (evitando miembros lesionados) y pasar rápidamente 1 litro de Ringer lactato o suero fisiológico en el adultos y 20 ml/kg en el niño. La reanimación hipotensiva (PAS: 90-80 mmHg) está indicada en pacientes con traumatismo penetrante, con tiempo de traslado corto hasta la realización de la cirugía. Si el paciente no responde a fluidoterapia, hay que valorar la administración de sangre, previamente con pruebas cruzadas, aunque si existe hipovolemia severa y sangrado se realizará transfusión de sangre sin cruzar (García, Mínguez, Rodríguez, & Valle, 2018).

La hipotensión refractaria que no responde a fluidoterapia, se debe pensar en dos posibilidades: el paciente continúa sangrando y debemos buscar el sitio de la hemorragia o se debe indagar otras causas de shock no hemorrágico como taponamiento cardíaco, neumotórax a tensión, embolia grasa masiva, hemotórax masivo, Shock neurogénico y Shock séptico (Ceballos & Pérez, 2017).

D. Déficit Neurológico
El objetivo es detectar afectación neurológica que requiera un tratamiento urgente, se debe pensar en la existencia de hipoxia, shock o traumatismo craneoencefálico. Se tiene que realizar la valoración del nivel de consciencia la cual se puede explorar mediante la escala de coma Glasgow y la exploración de la reactividad pupilar. La disminución del nivel de consciencia con un índice de Glasgow igual o menor de 8 justifica la IOT y ventilación mecánica.

Hay que considerar que el nivel de conciencia del paciente puede estar alterado por hipoglucemia, alcohol, los narcóticos entre otras drogas. Sin embargo, si estos factores se excluyen, los cambios en el nivel de conciencia deben ser considerados como de origen traumático del sistema nervioso central hasta que se demuestre lo contrario (American College of Surgeons, 2012).

El objetivo primordial del tratamiento inicial es prevenir lesiones cerebrales secundarias al mantener una adecuada oxigenación y perfusión.

E. Exposición
Consiste en la exposición completa del paciente, debe de ser desvestido completamente para facilitar la revisión secundaria. En este momento se procede a voltear al paciente en bloque para explorar la espalda. Después de desnudarlo es importante calentar al paciente mediante manta térmica y la infusión de sueros calientes, para evitar la hipotermia.

Fase Ii. Medidas Complementarias O Auxiliares A La Revisión Primaria
Se trata de una serie de técnicas que deben ir realizándose de forma simultánea a las medidas de resucitación de la revisión primaria.

Las técnicas o medidas a realizar destacan el aporte suplementario de oxígeno, monitorización de frecuencia cardiaca, presión arterial, oximetría de pulso, la canalización de vías, analítica completa, tóxicos, Electrocardiograma, embarazo, pruebas cruzadas, colocación de sonda nasogástrica y sonda vesical, radiografías de columna cervical, de tórax y de pelvis.

Colocación de sondas:
- Sonda nasogástrica. Reduce la distensión gástrica, disminuye el riesgo de aspiración y facilita la evaluación de una hemorragia digestiva alta luego de un traumatismo. Si se sospecha de una fractura de la base del cráneo es necesario colocar una sonda orogástrica para impedir su paso hacia cavidad craneal.
- Sonda vesical. La producción de orina es un indicador sensible del estado de volemia del paciente y refleja la perfusión renal. El sondaje vesical transuretral está contraindicado en pacientes en quienes se sospecha lesión

lesión de la uretra, la cual se debe sospechar ante la presencia de sangre en el meato uretral, hematoma en escroto, próstata elevada o no palpable. (American College of Surgeons, 2012)

Fase III. Revisión Secundaria

Debe realizarse únicamente cuando termine la revisión primaria y el paciente esté estabilizado. Consiste en una anamnesis o historia clínica completa seguida de una exploración sistemática y detallada en sentido craneocaudal, en busca de signos y de lesiones concretas, y de pruebas complementarias específicas en un paciente estable.

Anamnesis

Se debe interrogar al paciente, y en caso de que no se pueda obtener información de esta fuente se debe indagar a los familiares o a las personas cercanas a fin de obtener información relevante. Los datos fundamentales de la historia clínica los podemos representar con el acrónimo AMPLE (Brunicardi, y otros, 2010).

- Alergias
- Medicamentos
- Patologías previas o embarazo
- Libaciones (consumo de alimentos)
- Eventos o circunstancias relacionados con la lesión y su mecanismo.

Examen físico

En esta parte es sustancial recalcar que es el momento de realizar una exploración completa ya sea a nivel neurológico, sensorial y motor (Tabla 3).

Tabla 3

Cabeza y maxilofacial	Se realizará una minuciosa inspección en busca de epistaxis, otorragia, hematomas, perdida de líquido cefalorraquídeo por fracturas abiertas. En toda la cara y cráneo se hará una palpación muy cuidadosa para detectar fracturas o hundimientos a nivel malar, órbitas, mandíbula y calota.
Cuello	Se explorará sin collarín con un ayudante que mantenga el control de la columna cervical, se buscará la presencia de heridas, hematomas o deformidades, así como la posición de la tráquea y una posible ingurgitación yugular.
Tórax	Se efectuará una nueva inspección, esta será más completa en la cual se palpará toda la superficie en buscas de zonas de enfisema subcutáneo, crepitaciones o chasquidos costales; también palparemos el esternón, las clavículas, y se realizará una nueva auscultación buscando áreas de hipoventilación.
Abdomen	Se buscará la presencia de hematomas, heridas, huellas de neumáticos o "signo del cinturón de seguridad". Un abdomen patológico presentará dolor a la palpación ya sea localizado o difuso. Aunque el abdomen traumático puede ser engañoso, un abdomen depresible, no doloroso y con ruidos peristálticos no descarta lesiones de vísceras macizas con hemoperitoneo. Ante la mínima sospecha, se realizará una eco-FAST o una punción lavado peritoneal (PLP), que indicarán si es necesario una cirugía urgente.
Pelvis	Se busca dolor, crepitaciones o deformidades en esta zona. Las fracturas complejas de pelvis con inestabilidad hemodinámica del paciente precisan estabilización quirúrgica.
Extremidades	Se inspeccionará y palpará todos los miembros en busca de heridas, fracturas y sobre todo pulsos periféricos. En caso de realizar inmovilizaciones en fracturas primero se debe comprobar pulso antes y después de cualquier maniobra; Además si el paciente está consciente, exploraremos la motilidad y la sensibilidad de cada miembro.
Espalda	No se debe olvidar revisar esta zona utilizando métodos que no provoquen lesiones al voltearlo.

(Ceballos & Pérez, 2017)

Fase Iv. Iniciación del Tratamiento Definitivo de las Lesiones

Esta fase puede durar mucho tiempo, en este lapso aparecerán las posibles complicaciones de las lesiones producidas, requiriendo de un equipo multidisciplinario de varios especialistas para conseguir la resolución de las mismas.

Como pauta general, hasta que se descarte la presencia de fractura vertebral, deben evitarse los movimientos de la columna cervical y manejar al paciente "en tabla". Todo miembro con fractura o luxación debe alinearse e inmovilizarse, al menos, de forma transitoria (García, Mínguez, Rodríguez, & Valle, 2018).

BIBLIOGRAFÍA

1. Espinoza, J. M. (2011). Atención básica y avanzada del politraumatizado. Acta Med Per, 105 - 111.
2. García, J., Mínguez, J., Rodríguez, M., & Valle, A. (2018). Manual CTO de Medicina y Cirugía: Cirugía General. Madrid, España: CTO Editorial.
3. Brunicardi, F. C., Andersen, D., Billiar, T., Dunn, D., Hunter, J., Matthews, J., & Pollock, R. (2010). SCHWARTZ Principios de Cirugía 9ED. Houston: Mc Graw Hill.
4. American College of Surgeons. (2012). Soporte Vital Avanzado En Trauma ATLS. Chicago: Greg Johnson/Textbooh Perfect.
5. Vegas, F., & Caballero, J. (2017). Valoración del Paciente Politraumatizado. Gerencia del Area de Salud de Badajoz, 2-18.
6. Ceballos, J., & Pérez, D. (2017). CIRUGÍA DEL PACIENTE POLITRAUMATIZADO (Vol. 1). Madrid, España: ARAN ediciones.
7. López, F., Pérez, G., Tapia, E., Paz, D., Ochoa, X., Cano, A., . . . Montiel, H. (Marzo de 2018). Choque Hipovolémico. Anales Médicos, 63(1), 48-54.
8. Townsend, C., Beauchamp, D., Evers, M., & Mattox, K. (2013). SABISTON: Tratado de Cirugía. Madrid: Elsevier España, S.L.

CAPÍTULO 9

Trauma de Torax
Jericó Vladimir Osorio Muñoz

Introducción

El trauma de tórax son las lesiones producidas en la pared torácica, en órganos o estructuras intratorácicas, por fuerzas externas de aceleración, desaceleración, compresión, impacto de baja y alta velocidad, penetración de baja velocidad y electrocutamiento. En los adultos menores de 40 años el traumatismo es la primera causa de muerte y es la tercera en toda la edad adulta, causando del 25-35% de las muertes por trauma de tórax (TT). Un 10-15% del total de traumatismos producen trauma de tórax y un 50% de estos se presentan en politraumatizados.(Trovato et al., 2018)

Del total de traumatismos torácicos un 46,5% está relacionada con accidentes automovilísticos, en la mayoría de estos casos presentes en pacientes jóvenes lo cual conlleva largas estadías en unidades médicas con un gran consumo de recursos tanto humano como de insumos médicos, alcanzando una mortalidad de un 30%. (Silva et al., 2016)

El trauma de tórax podemos dividirlo en dos grupos penetrante o (abierto) y contuso o (cerrado), también podemos clasificarlos como torácicos puros o politraumatizados. Un 80-85% de los TT no necesitan intervención quirúrgica mayor, siendo la pleurotomía y el tratamiento médico las principales medidas de estabilización del paciente. (Trovato et al., 2018)

La pleurotomía (también llamada avenamiento pleural o toracostomía) la cual consiste en la introducción o colocación de un tubo de drenaje en la cavidad pleural a través de la caja torácica por un espacio intercostal, con fines terapéuticos: eliminando o previniendo la acumulación de aire y de líquido en el interior. (Imagen 1).

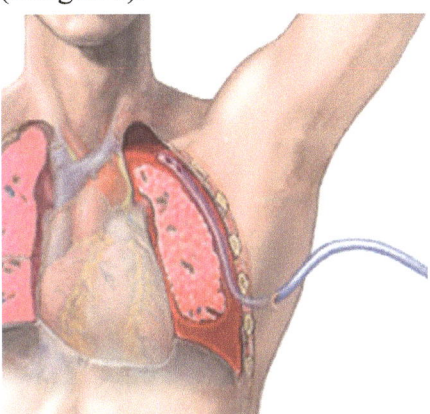

Imagen 1: Toracostomía.

Un estudio realizado en la ciudad de Cuenca en el Hospital Vicente Corral Moscoso determina que del total de traumatismos graves atendidos por el área de emergencia desde enero del 2013 hasta junio del 2015 un 14.2% a un 34% presentaron lesiones torácicas. La toracostomía cerrada o avenamiento pleural es la primera opción en la sala de emergencia para tratar la mayoría de los traumatismos torácicos, presentando complicaciones en un 27.6% durante la inserción o post retiro. (Guachún Guachún et al., 2015)

Evaluación Inicial

Tanto en el trauma de tórax como en el politraumatismo en su diagnóstico inicial su tratamiento no varía uno del otro, siguiendo los algoritmos del ATLS (Advance Trauma life Support). Cada uno de los antecedentes que se puedan indagar de como ocurrió el trauma son de gran importancia para investigar sitios de posibles lesiones, mecanismo del accidente, tiempo trascurrido hasta recibir la primera atención médica, signos vitales y estado neurológico.

Dependiendo del tipo de trauma de tórax las interrogantes van a variar, en el trauma contuso producto de un accidente automovilístico por ejemplo es importante saber la dinámica del accidente, el grado de deformidad del vehículo que se transportaba, otros lesionados, fallecidos en el lugar y si recibió atención médica en el lugar del accidente o durante su transporte. En traumas de tórax penetrantes debemos preguntar por el tipo de elemento o arma que lo produjo e investigar el recorrido de la lesión para revisar posibles órganos y estructuras afectadas.

En el manejo inicial del paciente el algoritmo ABCDE del trauma es lo primero en realizarse por la mayoría de los artículos médicos y guías de prácticas clínicas correspondientes a traumatismos en sus diferentes tipos. Que corresponde A (comprobar vía aérea), B (buena respiración), C (circulación), D (déficit neurológico) y E (exploración de zonas afectadas). También debemos evaluar la inestabilidad pared torácica, ingurgitación yugular, enfisema subcutáneo, desviación traqueal, disminución del murmullo pulmonar, además de estas valoraciones debemos estar pendientes de la monitorización continua para una buena función cardiopulmonar con constantes vitales como frecuencia cardiaca, frecuencia respiratoria, saturación de oxígeno y presión arterial. Con respecto a los estudios de imagen el de primera elección es la radiografía de tórax que nos da información importante sobre la caja torácica, el parénquima y el espacio pleural, otro estudio utilizado frecuentemente por su rapidez y sin la necesidad de mover al paciente es la ecografía FAST (Focused Abdominal Sonorgraphy for Trauma) que nos ayuda a visualizar la presencia de líquido libre intrabdominal, pericardio y ángulos costofrenicos. Si el paciente necesita otro tipo de imágenes eso dependerá de lo encontrado en el examen físico, laboratorio, imágenes y de la estabilidad del paciente. (Undurraga et al., 2011)

Los principales problemas fisiológicos por trauma de tórax son la hipoxia, acidosis e hipercapnia. El colapso alveolar o alteraciones de la presión intratorácica como ocurre en neumotórax abierto o neumotórax a tensión causando hipoxia y llegando a una acidosis metabólica que podría terminar con la disminución del nivel de conciencia.(ATLS, 2013)

- La atención y manejo prehospitalario básico de un trauma es importante difundirlo para la población en general, bomberos, policías o personal de salud que pueda encontrarse ocasionalmente en el lugar debe seguir las siguientes medidas en el orden indicado:
- Pedir ayuda a una segunda persona o llamar al 911.
- Evaluar la permeabilidad de la vía aérea con control de columna cervical.
- Maniobra frente-mentón y apertura ocular, protegiendo el cuello.
- Maniobra de gancho para limpieza manual de la boca y la laringe.
- Respiración de emergencia "boca a boca" o "boca nariz".
- Colocar en posición de seguridad a la víctima inconsciente, pero con respiración adecuada.
- Control de hemorragias por compresión externa y elevación del miembro.
- Comprobar existencia de pulsos.
- A la victima consciente colocarla en "posición de shock". (Imagen 2).
- Traslado de la víctima a lugar seguro, con "inmovilización en bloque" o "tracción de rescate". (Cantú, 1989)

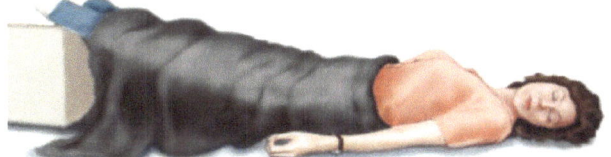

Imagen 2: Posición de Shock.

Traumatismos torácicos penetrantes o abiertos

Es la discontinuidad de la pared torácica provocando una herida abierta que puede llevar a la disrupción de la pleura visceral, acompañándose, generalmente de laceración y contusión del pulmón subyacente, que puede ser causada por un objeto extraño o por un hueso roto.

Del total de TT 7-8% son abiertos y son producidos en la mayoría de sus casos por arma de fuego o arma blanca. Estos traumatismos tienen que ser transformados en cerrados solo con compresión con gasas o compresas impregnadas en vaselina. Luego se insertará un drenaje torácico para evitar un hemoneumotórax que usualmente van acompañadas de este tipo de lesiones torácicas. La toracotomía de emergencia estará indicada si hay una pérdida de inicial de sangre por el tubo de drenaje de ≥ 1.500 ml o presenta un sangrado continuo ≥ 250 ml/h. Otras indicaciones de toracotomía son lesiones cardiacas como aorticas u otras lesiones que comprometan grandes vasos, también taponamiento cardiaco, lesiones traqueales, lesiones de bronquios principales y lesiones esofágicas.

Traumatismos torácicos contusos o cerrados

En esta patología no presentan discontinuidad de la pared torácica, más bien se produce lesiones de las estructuras osteomusculares ya sea de la pared del tórax o de los órganos que protege, estas heridas se producen por algunos mecanismos como: contusión directa, mecanismos de desaceleración y cizallamiento, o aumento de la presión intratorácica.

Clasificación de los traumatismos torácicos según el lugar de afectación. (Tabla 1).

Traumatismos de la pared torácica	Traumatismos pulmonares	Síndromes de ocupación pleural	Traumatismos mediastínicos
Fracturas costales	Laceración pulmonar	Neumotórax traumático	Traumatismos cardiacos
Fracturas de esternón y escapula	Hematoma pulmonar	Hemotórax	Traumatismos de los grandes vasos mediastínicos
Tórax inestable	Contusión pulmonar	Quilotórax traumático	Traumatismos diafragmáticos
			Traumatismos esofágicos

Tabla 1: descrita por, (Arrabal et al., 2012)

Fracturas Costales

Estas son las lesiones más frecuentes luego de un TT e indica la severidad del trauma por la gran cantidad de energía recibida por la pared torácica. Las fracturas costales (FC) más comunes ocurren entre el 3° y 9° arco. Cuando se produce daño en los 3° primeros arcos indican un TT grave con posibilidad de presentar daños mediastínicos, neurológicos, vasculares y extratorácicas asociadas, lo que se considera como indicativo para ingreso hospitalario. Aumenta las complicaciones si presentan FC múltiples o bilaterales, por lo que ante esta situación se recomienda el ingreso a la Unidad de Cuidados Intensivos (UCI). En los casos de más de 6° FC la mortalidad puede alcanzar el 16%. El diagnóstico de FC aislada se realiza con una radiografía simple, pero en la actualidad con la disponibilidad de la TAC ha aumentado su uso rutinario en TT graves demostrando utilidad tanto en la evaluación inicial como en el diagnóstico de lesiones asociadas.

El alivio del dolor es fundamental, ya que ayuda a una buena ventilación, una tos eficaz y poder realizar una buena fisioterapia respiratoria. Lo más utilizado para aliviar el dolor son los antiinflamatorios no esteroideos y opiáceos, siendo el principal inconveniente los efectos secundarios. Los tratamientos más utilizados son el bloqueo del nervio intercostal, la analgesia epidural frente a los opiáceos (fentanilo, morfina y buprenorfina), anestésicos locales (bupivacaína, ropivacaína) o la combinación de ambos, bloqueo torácico paravertebral y en menos frecuencia los opioides intratecales. En los estudios clínicos aleatorizados de los últimos 20 años se evidencia un beneficio de la analgesia epidural al evaluar el grado de control del dolor, la aparición de neumonía nosocomial, disminución de la estancia en UCI y hospitalaria, y el número de días de ventilación mecánica. (Freixinet Gilart et al., 2011)

Fractura de esternón y escapula

La fractura esternal, escapulares y la de los primeros arcos costales indican traumatismos de alta energía por la que puede estar acompañada de lesiones de otros órganos. Las fracturas esternales se presentan en el 4% de traumatismos torácicos, las más frecuentes es la transversa y se ubica en el tercio superior del esternón. Su clínica presenta dolor, edema y deformidad a la palpación. Se indica la radiografía lateral de tórax para visualizar desplazamiento anteroposterior de fragmentos óseos y sus complicaciones. Esta patología se asocia con la contusión cardiaca con una clínica de hipotensión, arritmias, aquinesia y/o disquinesias evidenciadas en un electrocardiograma, y aumento de enzimas cardiacas.

Tratamiento consiste en control del dolor, terapia respiratoria y oxígeno. Si el movimiento de fragmento óseos no permite aliviar el dolor o si presenta inestabilidad torácica asociada a contusión pulmonar menor se debe fijar el esternón. Por otra parte, la fractura de escapula es poco común, pero cuando se produce su mortalidad alcanza el 10%, porque se asocia con lesiones de otros órganos. Para su tratamiento se utiliza la inmovilización quirúrgica u ortopedia del hombro. (F. R. C. M. Diaz, 2000)

Tórax Inestable

El tórax inestable (TI) sucede cuando hay al menos dos lugares de fractura en tres o más costillas consecutivas, lo que crea un segmento libre flotante de costillas y provoca inestabilidad en la pared torácica durante la respiración. (Imagen 3). Esta inestabilidad altera la dinámica pulmonar normal que puede llevar a una atelectasia, estasis de las secreciones o neumonía. Esta patología se presenta del 5-13% de los pacientes con TT y solo se ha evidenciado en el 1% de TT cerrados, alcanzando una mortalidad del 16%. Esta mortalidad está relacionada con el número de fracturas y la edad del paciente llegando alcanzar un 33-35%.(Luna Tovar et al., 2017)

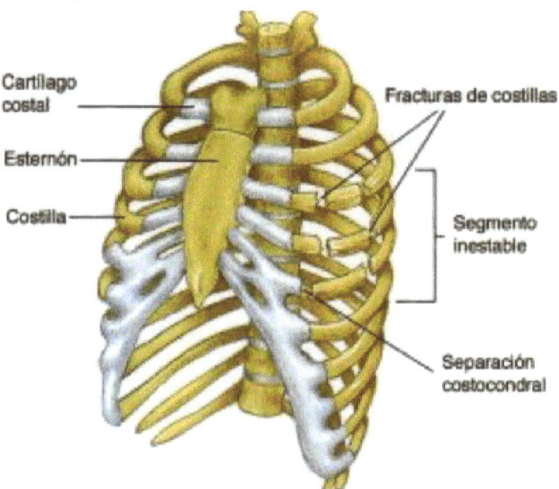

Imagen 3: Tórax Inestable

Se ha observado un aumento en la frecuencia de lesiones asociadas (ocupación pleural, contusión pulmonar), en la incidencia de complicaciones respiratorias y en la hospitalización en UCI. Es por eso por lo que en la mayoría de estas patologías se requiere de ventilación mecánica solo que no

presente lesiones asociadas y el fragmento flotante sea de tamaño pequeño.
El tratamiento es el aporte de oxígeno, la analgesia y una buena limpieza del árbol traqueobronquial mediante la broncoscopia. La ventilación mecánica es el Gold estándar también conocido como "fijación interna". Este tratamiento estabiliza la pared torácica hasta que se produce una fibrosis perilesional dentro de las primeras tres semanas luego del TT. La intervención quirúrgica para fijación costal con respecto al beneficio inmediato en el aspecto de la morbilidad, mortalidad y recuperación es escasa. Los que más se benefician son los que presentan daño anterolateral y los que una intubación prolongada podría ocasionar más daño. Esta opción se recomienda si debe ser intervenido por otra causa, en los casos de una gran destrucción costal conocida como "toracoplastia traumática" y cuando el único motivo de mantener la ventilación mecánica sea el tórax inestable.

Laceración Pulmonar

Es el daño del parénquima pulmonar que forma un espacio aéreo con diferentes grados de hemorragia pudiendo ser única o múltiple. Se evidencia con mayor frecuencia en traumatismos penetrantes, pero en las últimas décadas su incidencia ha crecido en TT cerrados de alta energía siendo necesario intervención quirúrgica. Sus manifestaciones clínicas son hemoptisis, hipotensión y signos de distrés respiratorio. La mayoría de estas patologías se produce en el tercio externo de la superficie pulmonar, y se solucionan después de una correcta expansión pulmonar.

La sutura simple y la resección atípica son las técnicas correctas para tratar las lesiones periféricas, producidas principalmente por arma blanca. Para las lesiones más profundas se necesitaría una lobectomía o una neumonectomía ya que suelen estar comprometidos vasos y bronquios de mayor calibre. Cuando se produce un daño en la profundidad del lóbulo la técnica a utilizar es la tractotomía ya que permite un acceso rápido a las lesiones que producen hemorragia y fuga aérea. La mortalidad de estas cirugías es del 25-30% y se incrementa dependiendo de la cantidad del parénquima resecado. La técnica más utilizada es la toracotomía anterolateral permitiendo un acceso rápido al hilio. Para impedir el paso de sangre al pulmón sano se utiliza un bloqueador bronquial que se coloca a través de un tubo orotraqueal.

Hematoma Pulmonar

El sangrado parenquimatoso puede llegar a formar un hematoma pulmonar que normalmente no afecta el intercambio gaseoso, pero puede llegar a infectarse y convertirse en un absceso pulmonar. En la mayoría de los casos luego de 24 a 72 horas después del traumatismo recién puede ser visualizado en la radiografía, aunque la TAC es más precisa en el diagnóstico. La reabsorción puede durar de 3-4 semanas y en algunos casos puede producir encapsulación y fibrosis. (Freixinet Gilart et al., 2011)

Contusión Pulmonar

Es la ocupación del espacio alveolar por sangre u otros componentes celulares. Sus manifestaciones clínicas son taquipnea, hipoventilación, estertores y abundantes secreciones, desarrollando en algunos casos insuficiencia respiratoria progresiva. El diagnostico se realiza mediante radiografía donde se va a visualizar infiltrados pulmonares asimétricos, sin broncograma aéreo que tienden a aumentar con el transcurso de los días post traumatismo. El tratamiento es con analgésicos para asegurar un buen control del dolor y fisioterapia respiratoria. En caso de insuficiencia respiratoria aguda se indicará ventilación mecánica. (A. Diaz, 2016)

Neumotórax Traumático

Se define como la presencia de aire en el espacio pleural que transforma la presión habitualmente negativa en continuamente positiva, con el consiguiente colapso pulmonar. Se produce por un daño pulmonar por impacto, que ocasiona la entrada de aire. Al producirse una perforación en la pleura visceral, el aire alveolar se "escapa" hacia el espacio pleural. La presión intrapleural va perdiendo su negatividad hasta hacerse constantemente positiva y el pulmón va perdiendo volumen hasta el colapso total, si la perforación no cicatriza. Cuando la presión intrapleural se iguala a la atmosférica, el aire pulmonar cesa su movimiento (el paciente deja de ventilar con el pulmón afectado). Además, el aumento de la presión intrapleural produce una disminución del retorno venoso que puede originar una insuficiencia cardíaca de aflujo.

La etiología más frecuente es la fractura costal que lesiona el parénquima pulmonar permitiendo la entrada de aire. La herida torácica penetrante y las lesiones traumáticas del árbol traqueobronquial son menos frecuentes. En el examen físico podemos encontrar a menudo la tríada clásica descrita por Gailliard. Disminución o ausencia de vibraciones vocales, hipersonoridad o timpanismo, y disminución o ausencia de murmullo vesicular. Las manifestaciones clínicas son dolor torácico que aumenta con los movimientos respiratorios, puede irradiarse hacia el cuello o el abdomen, taquipnea, disnea, tos seca, hemoptisis o sincope. Y otras menos frecuentes como enfisema subcutáneo, hipoxemia, hipercapnia o alcalosis respiratoria.

Los exámenes complementarios son radiografía de tórax posteroanterior y lateral en inspiración para corroborar el diagnostico. En casos de duda se puede realizar una radiografía en inspiración-espiración o una TAC torácica. Se establece un diagnostico observando la línea de la pleura visceral mediante la radiografía, mas hiperclaridad y ausencia de la trama vascular. (Hernández et al., 2012)

El neumotórax a tensión es causado por una lesión pulmonar con componente valvular unidireccional que hace ingresar el aire a la cavidad pleural sin poder ser evacuado. (Imagen 4). Esto ocasiona compresión mediastínica y del pulmón contralateral. El tratamiento debe ser urgente, sin esperar un examen radiológico de comprobación. Se debe colocar un drenaje pleural, si no dispone de este, se debe utilizar una aguja de grueso calibre que permita la descompresión.

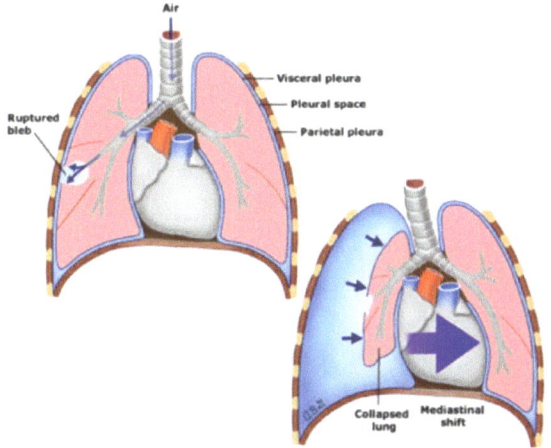

Imagen 4: Neumotórax a tensión

El neumotórax abierto se ocasiona por un daño de la pared torácica que permite el paso del aire al interior, para equilibrarse con la presión atmosférica si la lesión tiene dos tercios del diámetro de la tráquea. (Imagen 5). Como manejo inicial y provisional debe asegurarse el cierre del defecto con un vendaje oclusivo, este debe de ser grande como para colapsar los bordes de la herida (por ejemplo, una envoltura de plástico o una gasa vaselinada) debe estar asegurada solo por tres lados. A medida que se inspira el apósito tapa la herida evitando la entrada de aire y durante la exhalación el extremo abierto del apósito permite que el aire escape del espacio pleural. (Imagen 6). También debe colocarse un drenaje pleural, estas lesiones siempre requieren un tratamiento quirúrgico. (Freixinet Gilart et al., 2011)

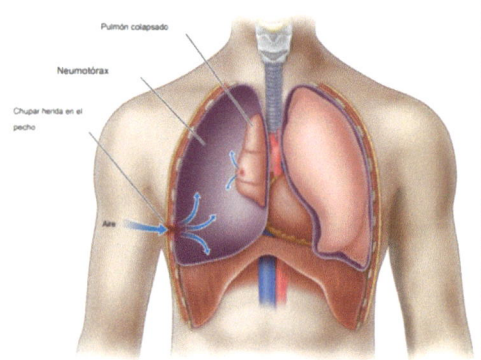

Imagen 5: Neumotórax abierto.

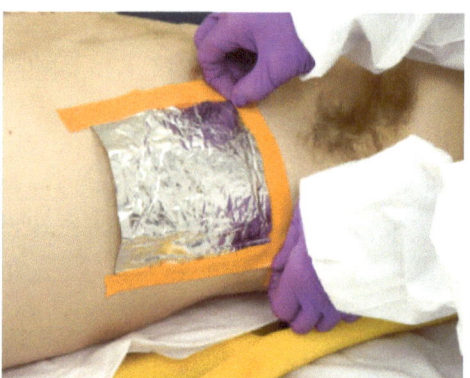

Imagen 6: Vendaje Oclusivo

Hemotórax

Se define como la existencia de sangre en la cavidad pleural, también puede encontrarse en un inicio líquido pleural de aspecto hemático cuando existe un derrame pleural. El diagnostico se realiza cuando el líquido encontrado tiene un hematocrito ≥ al 50% del hematocrito de sangre periférica. Se ha asociado el número de costillas fracturadas con la formación de hemotórax (6% sin fracturas costales, 24% con 1-2 fracturas y 81% con > 2 fracturas).

El diagnostico final como ya se mencionó se realiza mediante la cuantificación del hematocrito del líquido pleural. Nos podemos respaldar con radiografía de tórax en proyecciones postero-anteriores. En la fase aguda, los hallazgos son compatibles con derrame pleural, es decir, existe borramiento del ángulo costodiafragmático, elevación del hemidiafragma comprometido, desplazamiento del mediastino al hemitórax contralateral a la lesión. En las formas crónicas existen cambios propiamente en la pleura y las opacidades que se generan del compromiso pueden orientarnos a la presencia de loculaciones. Cabe recordar que se necesita un volumen de 200 ml en el espacio pleural para borrar el ángulo costofrénico en la radiografía posteroanterior del tórax en posición vertical. Entre otros exámenes que podemos realizar se encuentra la ecografía, TAC de tórax, citología celular y análisis del líquido pleural. (Cortes-Telles et al., 2016)

En un estudio descriptivo retrospectivo realizado en la ciudad de Cuenca en el servicio de emergencia del Hospital Vicente Corral Moscoso, con una muestra de 167 pacientes cumplieron los criterios de inclusión (mayores de 16 años, diagnóstico de trauma de tórax y que requirieron hospitalización), en un periodo comprendido desde enero de 2013 a junio de 2015. Dio como resultado la siguiente tabla. (Tabla N° 1).

Diagnostico	N=167	%
Hemotórax	61	36.53
Neumotórax	43	25.75
Hemoneumotórax	46	27.54
Contusión pulmonar	7	4.19
Tórax inestable	5	2.99
Taponamiento cardiaco	4	2.39
Lesión de aorta	1	0.61

Tabla N° 1: Diagnóstico de ingreso en el trauma de tórax, HVCM. Enero 2013- Junio 2015.

En orden decreciente, los diagnósticos más frecuentes fueron: hemotórax 36.53% (n=61), neumotórax 25.75% (n=43), hemoneumotórax 27.54% (n=46). (Guachún Guachún et al., 2015)

Quilotórax traumático
Es causada por la extravasación de líquido linfático hacia la cavidad pleural, siendo una patología muy poco frecuente. El diagnostico se realiza por

detección de triglicéridos o quilomicrones en el liquido pleural. Una cantidad mayor de 110 mg/dl de quilomicrones establecería el diagnostico definitivo. La etiología se clasifica en traumática y no traumática siendo la iatrogenia y las patologías neoplásicas las de mayor incidencia. El tratamiento puede ser conservador cuando presenta una baja extravasación o quirúrgico cuando presenta un alto debito o es refractario. Puede optar por drenaje pleural o abstención de triglicéridos de cadena larga. La ligadura del conducto torácico es la opción cuando no funciona el tratamiento conservador y la pleurodesis con talco una alternativa en pacientes no quirúrgicos. (García et al., 2017)

Traumatismos Cardiacos
La contusión cardiaca es la que presenta mas incidencia perteneciente a los traumatismos cardiacos cerrados. Suele producirse en el ventrículo derecho por la cercanía a la caja torácica. La rotura cardiaca es la lesión mas grave y puede provocar la muerte inmediata u ocasionar un taponamiento cardiaco. Las roturas valvulares y las del septo interventricular originan una insuficiencia cardiaca aguda, siendo la válvula aortica la que se lesiona con mayor frecuencia. Esta patología puede ser asintomática y pasar desapercibidas o presentar un dolor tipo anginoide que se agrava con la respiración. La radiografía simple de tórax puede corroborar ensanchamiento de la silueta cardiaca y fractura esternal, imágenes que obligan a descartar una lesión cardiaca. La ecocardiografía-doppler es el estudio diagnóstico de elección, por ser fácil de realizar y con alta rentabilidad. Teniendo como alternativa la ecocardiografía transesofágica.

La contusión cardiaca con poca consecuencia clínica solo requiere observación. Si presenta arritmias, esta indicado su tratamiento. Si tiene inestabilidad hemodinámica, hay que monitorizar la presión venosa, la arteria pulmonar y tener control del gasto cardiaco en la administración de fluidos e inotropos. La anticoagulación se reserva para los casos de trombos intraventriculares o si es necesario la cirugía con circulación extracorpórea. Las indicaciones quirúrgicas son cuando presenta hemopericardio por rotura cardiaca o de una arteria coronaria y lesiones valvulares graves o fistulas interventriculares que provocan inestabilidad hemodinámica no controlable.

Los traumatismos cardiacos abiertos por arma blanca son las de mayor frecuencia. También secundarias a armas de fuego y iatrogénicas (marcapasos, catéteres cardiacos, trócares torácicos, etc). Los pacientes que no mueren antes del traslado al hospital tienen una supervivencia mayor. Las manifestaciones más comunes son el shock hipovolémico por perdida masiva de sangre y el taponamiento cardiaco. La vía de acceso estándar al corazón es la esternotomía media, siendo la toracotomía anterolateral submamaria izquierda, permite un mejor acceso y mas rápido. Luego de abrir el pericardio, se sutura la herida miocárdica con monofilamento apoyado en un parche de material bioprotésico. El daño en las coronales distales puede tratarse con una ligadura para evitar sangrado.

El taponamiento cardiaco se produce en la mayoría de los casos por lesiones por arma blanca que dañan la cavidad cardiaca, también las puede ocasionar las armas de fuego y TT cerrados. Para establecer el diagnóstico debe presentar:
- Triada de Beck.
- Signo de Kussmaul.
- Actividad eléctrica sin pulso (ausencia de hipotensión y neumotórax a tensión).
- Electrocardiograma (alternancia eléctrica, sobre todo si se combina la onda "P" y "QRS")
- Ecocardiograma (derrame pericárdico, colapso de la pared ventricular derecha, colapso de la aurícula izquierda, signo muy específico de taponamiento).
- Estudio Doppler (alteración de la onda "E" de flujo transmitral, 25% menor en la inspiración respecto a la espiración).

La pericardiocentesis esta indicada en casos que no hay respuesta a medidas de reanimación y cuando el diagnostico de taponamiento cardiaco es alto, siendo un tratamiento provisional muy efectivo. La ventana pericárdica subxifoidea es una buena alternativa pero que debe realizarse en el quirófano y por un cirujano experto. La dobutamina se utiliza para controlar la hipotensión y la sobrecarga de volumen, solo debe indicarse en pacientes hipovolémicos, ya que en el resto puede empeorar el taponamiento. El tratamiento definitivo de una herida cardiopericárdica es la toracotomía o esternotomía para la exploración cardiaca.

Traumatismos de los graves vasos mediastínicos

Suelen ser producidos por accidentes de tránsito de alta velocidad, caídas de altura y atropellos. Los daños se producen por desaceleración brusca y por compresión contra un punto fijo principalmente en los ligamentos arteriosos. Cuando hay rotura libre de vaso se ocasiona una hemorragia masiva que acaba con la vida del paciente en el lugar del accidente o durante su traslado.

Los pacientes suelen presentar un cuadro de hipotensión muy marcado porque en la mayoría de los casos presentan una gran hemorragia. Sabe estar acompañada de fracturas costales de los primeros arcos y fractura de esternón. El diagnóstico se realiza mediante TAC ya que posee una sensibilidad del 100% y una especificidad del 83-99%. La ecografía transesofágica se utiliza para el diagnóstico a pie de la cama.

Las manifestaciones radiológicas mas indicativas son las siguientes:
- Ensanchamiento mediastínico
- Obliteración del botón aórtico
- Desviación de la tráquea hacia la derecha
- Obliteración de la ventana aortopulmonar
- Depresión del bronquio principal izquierdo
- Desviación del esófago
- Ensanchamiento de la franja paratraqueal
- Ensanchamiento de las interfases paravertebrales
- Presencia de un "casquete" apical pleural
- Hemotórax izquierdo
- Fracturas de 1a y 2a costilla y de la escápula

Los betabloqueantes de acción corta se utilizan de forma temporal para mantener cifras estables de presión arterial. El tratamiento clásico es la reparación primaria o la resección de la zona dañada y la interposición de la prótesis sustitutiva, alcana una mortalidad del 15-67%.

Traumatismos diafragmáticos

La presentación clínica en la laceración del diafragma varia en función del tamaño, origen y localización de la lesión. Mas comunes en TT abiertos y en lado izquierdo. Lo más difícil de esta patología es el diagnostico muchas veces ocultas por lesiones mas graves, las lesiones pequeñas del hemidiafragma derecho son mucho más difíciles de detectar. Con una clínica de disnea, dolor torácico y epigastralgia.

Una radiografía de tórax donde no se observe el diafragma se ha asociado como factor de riesgo independiente para la presencia de una lesión. En la radiografía de tórax se observa disminución del volumen pulmonar, elevación del hemidiafragma derecho, derrame pleural de disposición atípica, nivel hidroaéreo e interposición del colon. El tratamiento en la mayoría de los casos se realiza mediante laparotomía ya que suele estar asociada con lesiones viscerales abdominales.

Traumatismos esofágicos

Estas lesiones son muy raras en TT y son ocasionadas mayormente por lesiones penetrantes. Las manifestaciones clínicas, aunque no siempre presentes son dolor, disnea, tos y hematemesis. La TAC helicoidal es más específica para detectar enfisema mediastínico utilizando en conjunto con administración oral de contraste hidrosoluble. Pero la imagen de elección es el esofagograma mas si hay alta sospecha de perforación.

El tratamiento quirúrgico en las primeras 24 horas es mejor opción. La cirugía consiste en un amplio desbridamiento y el cierre primario en dos capas, mucosa y muscular, cubierto con un injerto bien vascularizado. El reposo esofágico se consigue con una sonda esofágica aspirativa por encima de la sutura y una sonda percutánea gastro-yeyunal de doble luz para evitar el vómito, el reflujo gástrico y permitir una alimentación enteral por el canal yeyunal. (Freixinet Gilart et al., 2011)

BIBLIOGRAFÍA

1. Arrabal, A. R., Regional, H., Haya, C., Familiar, M., Cruz, P. M., Familiar, M., Palo, E., Adelfas, R., & Alondras, L. (2012). Traumatismos torácicos. Hospital Regional de Málaga "Carlos Haya". Revista Médica España, 1, 1–13.
2. ATLS. (2013). Apoyo Vital Avanzado en Trauma. In Decima (Ed.), Journal of Chemical Information and Modeling (Vol. 53, Issue 9). https://doi.org/10.1017/CBO9781107415324.004
3. Cantú, P. (1989). Trauma de torax. Revista Medica de Chile, 1, 1–8.
4. Cortes-Telles, A., Morales-Villanueva, C. E., & Figueroa-Hurtado, E. (2016). Hemotórax: etiología, diagnóstico, tratamiento y complicaciones. Revista Biomédica, 27(3), 119–126. https://doi.org/10.32776/revbiomed.v27i3.540
5. Diaz, A. (2016). Traumatología y Neurocirugía TRAUMATISMO TORÁCICO. Servicio Navarro de Salud Osasunbidea, 1–4.
6. http://www.cfnavarra.es/salud/PUBLICACIONES/Libro electronico de temas de Urgencia/19.Traumatologia y Neurocirugia/Traumatismo Toracico.pdf
7. Diaz, F. R. C. M. (2000). GUIA ACADÉMICA Trauma de tórax UNIVERSIDAD NACIONAL. Revista de La Facultad de Medicina, 48, 35–44. http://bdigital.unal.edu.co/22804/1/19475-64136-1-PB.pdf
8. Freixinet Gilart, J., Hernández Rodríguez, H., Martínez Vallina, P., Moreno Balsalobre, R., & Rodríguez Suárez, P. (2011). Normativa sobre diagnóstico y tratamiento de los traumatismos torácicos. Archivos de Bronconeumología, 47(1), 41–49. https://doi.org/10.1016/j.arbres.2010.05.014
9. García, J., Alemán, C., Jáuregui, A., Vázquez, A., Persiva, Ó., & Fernández de Sevilla, T. (2017). Quilotórax en adultos. Revisión de la literatura a partir de una serie de 17 casos. Archivos de Bronconeumología, 53(7), 407–408. https://doi.org/10.1016/j.arbres.2016.10.002
10. Guachún Guachún, M., Aguirre Vintimilla, M., Lituma Yascaribay, S., & Tapia Gudiño, J. (2015). Manejo del trauma de tórax y características demográficas, Hospital Vicente Corral Moscoso. Cuenca – Ecuador. 33(1), 25–31.
11. Hernández, C., Izquierdo, J., Zabaleta, J., Aguinagalde, B., Martínez, A., Ferreras, B., Redin, J., Lertxundi, H., Basabe, M., De Miguel, C., Andonegui, C., Esponda, F., Iñiguez, J., Masie, A., & Garay, V. (2012). Protocolo: Neumotórax. Osakidetza, 47, 1–43.
12. Luna Tovar, A., Rodriguez Luna, M. R., Morales Villalobos, R., & Noriega Usi, V. M. (2017). Tratamiento quirúrgico del tórax inestable. ¿Dónde nos encontramos? Experiencia de un hospital privado. Cirujano General, 39(4), 237–246.
13. Silva, A., Aramburu, C., Olivera, S., Fassanella, C., Leiva, A., & Bocchi, A. (2016). Trauma de tórax en la unidad de cuidados intensivos: factores de riesgo de ventilación prolongada y de muerte. Revista Médica Del Uruguay, 32(4), 254–267.
14. Trovato, D. A., De Sousa, J. E., Bruetman, J. E., Finn, B. C., & Young, P. (2018). Symmetrical rib fractures associated with chronic cough. Report of one case. Revista Medica de Chile, 146(3), 391–393. https://doi.org/10.4067/s0034-98872018000300391

CAPÍTULO 10

Trauma Abdominal
Maite Carolina Ocaña Terán

Introducción

El trauma abdominal es una lesión dentro de una cavidad compleja, que predominantemente sucede a las personas más jóvenes. Llegando a convertirse en una de las principales causas de mortalidad, y aumento de su prevalencia dentro de este grupo de edad. Si relacionamos los eventos en donde se ha producido dicha patología, podemos encontrar relación desde las heridas causadas en las victimas por la guerra a las encontradas en una emergencia urbana, como riñas en barrios, viviendas, o comunidades. El trauma abdominal sigue siendo una patología que, en la mayor parte de los casos, tiene como consecuencia la cirugía, y que garantiza las máximas cualidades de un cirujano (1).

Estudios revelan que el trauma de cualquier índole es la causa más común de muerte y discapacidad entre los pacientes durante las primeras cuatro décadas de la vida. Además, comprueban que el trauma abdominal es la tercera región que con mayor frecuencia se lesiona. El examen clínico puede llegar a ser poco confiable en la evaluación de estos pacientes, especialmente en presencia de otras lesiones asociadas. Por lo tanto, el uso de herramientas de diagnóstico es esencial en el tratamiento del paciente lesionado con traumatismo abdominal y lesiones conjuntas (2).

Un estudio realizado en el Hospital Universitario "SantAndrea" en Roma, enfocado al trauma en urgencias, nos brinda un panorama estadístico del impacto del trauma torácico y abdominal al relacionarlo con la mortalidad y la morbilidad, con la edad del paciente, la causa, la dinámica del trauma, la duración de la estancia hospitalaria, y el índice de la lesión del trauma. En la gran mayoría de los casos, la causa del trauma fue un accidente de tránsito (77.3%), la edad media de los pacientes fue de 45,2 +/- 19,3 años, respectivamente y las tasas generales de morbilidad y mortalidad fueron 18.4% y 28.8%. Con el estudio se demostró que la presencia de lesiones torácicas y abdominales aumenta significativamente el riesgo de mortalidad y morbilidad, y que tanto en países de Europa, Estados Unidos, y América Latina la principal causa de trauma abdominal sigue siento accidentes de tránsito (3).

Diagnóstico clínico y tratamiento

Se conoce que, en el área de urgencias, los profesionales de la salud se encuentran habitualmente con pacientes que sufren de trauma abdominal, de tipo cerrado o abierto (4).

Las lesiones del trauma abdominal, a menudo se confunden con un estado mental alterado, falta de información en la historia clínica, y puede presentar desafíos en la hora de la toma de decisiones. Sin embargo, en los últimos años se han investigado nuevos enfoques para el diagnóstico y manejo del trauma abdominal, incluyendo ultrasonido de cabecera, tomografía computarizada, laparoscopía y la capacidad para decidir o no proceder a la cirugía (5).

Trauma Abdominal Cerrado: Estadísticamente, el trauma abdominal cerrado, se encuentra con mayor frecuencia en el departamento de urgencias, que el abdomen penetrante, y frecuentemente resulta de una colisión de vehículos motorizados. Llegando a ser el 75% de los casos vistos en trauma abdominal, mientras que los golpes directos en el abdomen, y las caídas el 25% de los casos (6). El bazo es el que con mayor frecuencia sufre lesión en un trauma abdominal cerrado, llegando a ser la única lesión intraabdominal en más del 60% de los casos, las lesiones de hígado y vísceras huecas siguen en una incidencia decreciente. Además, el trauma abdominal cerrado puede llevarnos a pensar en violencia doméstica oculta (7).

El tratamiento inicial de los pacientes con traumatismo abdominal cerrado debe ser basado en las pautas del soporte vital de trauma avanzado recomendadas por el Colegio Americano de Cirujanos (8). Los esquemas de tratamiento pueden basarse en la presencia o ausencia de estabilidad hemodinámica (9). Se ilustra un algoritmo de manejo para pacientes hemodinámicamente inestables en la Fig. 1. Después del examen físico, y la reanimación, se realiza una evaluación focalizada rápida por ecografía, sus siglas en inglés; FAST. Si el FAST es positivo para liquido libre intraperitoneal en un paciente inestable, se debería realizar celiotomía. Al contrario, si el FAST es negativo o equívoco, se puede realizar un lavado peritoneal de diagnóstico, sus en inglés; DPL (10). Figura 1.

EMERGENCIAS MÉDICAS

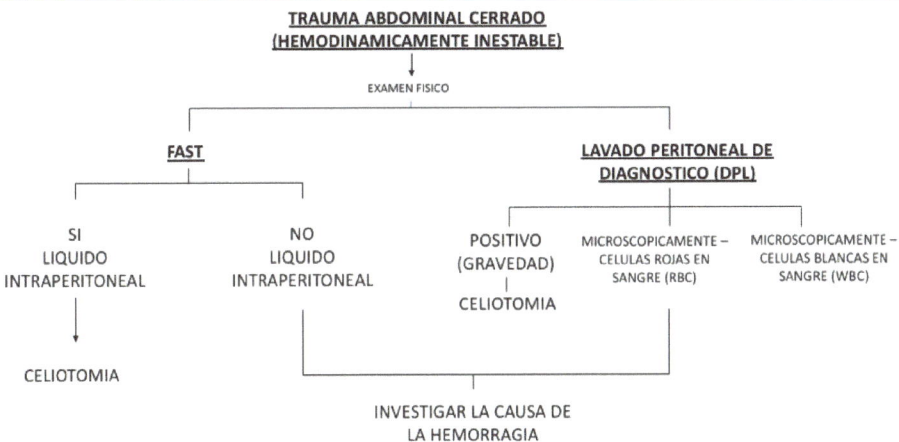

CRITERIOS PARA UN DPL POSITIVO:
- POSITIVO GRAVEDAD: MAS DE 10ML DE SANGRE
- RBC: MAS DE 100000 CEULAS
- WBC: MAS DE 500 CELULAS DESPUES DE 1 HORA DEL TRAUMA

Adoptado de: Schroeppel TJ, Croce MA. Diagnosis and management of blunt abdominal solid organ injury. *Curr Opin Crit Care*. 2007;13(4):399–404. doi:10.1097/MCC.0b013e32825a6a32 (10). Realizado por la autora del capitulo.

Para pacientes que son hemodinámicamente estables, el algoritmo de la Fig. 2, nos indica que la tomografía computarizada; TAC, es más sensible y específica que la tecnología anterior con relación a la ecografía FAST, por lo tanto, la toma de decisiones en este tipo de pacientes, pueden basarse en resultados de la TAC, considerando el estado general del paciente y presencia o ausencia de lesiones asociadas (10).

Figura 2.-

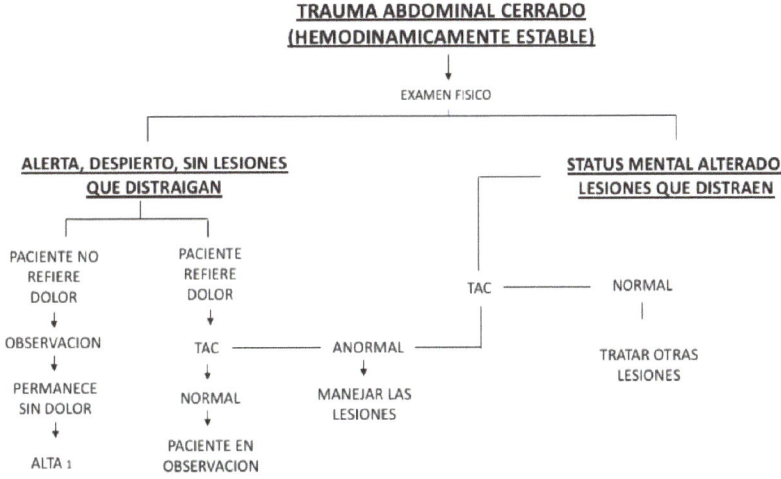

1. En caso de duda, dejar al paciente en observacion

Adoptado de: Schroeppel TJ, Croce MA. Diagnosis and management of blunt abdominal solid organ injury. *Curr Opin Crit Care*. 2007;13(4):399–404. doi:10.1097/MCC.0b013e32825a6a32 (10). Realizado por la autora del capitulo.

Trauma abdominal penetrante: El trauma penetrante ha ido en aumento debido al crecimiento de la violencia en nuestra sociedad. Las heridas de arma blanca son tres veces más frecuentes que las heridas por arma de fuego. Sin embargo, tienen baja mortalidad debido a su menor velocidad y menor trayecto invasivo, comparado con las heridas por arma de fuego que resultan en mayor mortalidad debido a su mayor fuerza de impacto y extenso tracto del paso de misiles.

Las heridas por armas de fuego representan hasta el 90% de la mortalidad asociada con el trauma abdominal penetrante (11). En pacientes con trauma abdominal penetrante, es importante tener en cuenta el implemento utilizado en heridas de arma blanca, tomar en cuenta su trayectoria y longitud, adicionalmente, si se trata de una herida por un disparo, es importante conocer el presunto número de disparos escuchados, posición del paciente durante el asalto y la distancia del paciente con relación al arma de fuego (12).

Es vital que para el examen físico de los pacientes que sufren trauma abdominal penetrante, se encuentren completamente desvestidos para la búsqueda de lesiones. Frecuentemente, estos pacientes presentan una herida obvia en el abdomen anterior, y posiblemente heridas secundarias como región axilar, perineo, cuero cabelludo o pliegue de la piel que puede pasar desapercibido y quizás sea una herida letal. El objetivo de evaluar por examen físico el trauma abdominal penetrante, es para determinar la lesión intraperitoneal, la cual puede revelar peritonitis, evisceración u otras indicaciones de injuria peritoneal. Es ahí la necesidad de evaluar cirugía de emergencia o no. Es importante considerar y evaluar presencia de neumotórax a tensión, hemitórax y el taponamiento pericárdico en paciente con trauma abdominal penetrante (13).

Los profesionales de la salud acuerdan que la laparotomía inmediata (LAP), como parte de diagnóstico tiene indicaciones, como inestabilidad hemodinámica, evisceración, o peritonitis. En varios estudios se ha demostrado que el manejo selectivo no quirúrgico de pacientes asintomáticos estables es seguro. Además, indican que las pruebas de diagnóstico complementarias como lo son la ultrasonografía, tomografía computarizada, exploración local de heridas, lavado peritoneal diagnóstico y laparoscopía, se usan a menudo en un intento de identificar lesiones significativas que requieren manejo quirúrgico. Sin embargo, los estudios prospectivos indican que estas pruebas con frecuencia conducen a una LAP no terapéutica y no son rentables (14).

En un estudio prospectico de Nagy y colegas de 81 pacientes con heridas abdominales y evisceración por arma, nos aproxima al conocimiento de cuáles son los órganos más afectados por dicho trauma: epiplón (75%), intestino delgado (22%), y colon (1%). Los signos peritoneales o de inestabilidad hemodinámica estuvieron ausentes en el 76% y, por lo tanto, la evisceración fue la única indicación de cirugía exploratoria (15).

Para pacientes con trauma abdominal penetrante con heridas por arma blanca, presentan penetración peritoneal en hasta el 70% de los casos, pero de estos solo un cuarto a un tercio requerirán intervención quirúrgica, el algoritmo de la (figura 4), nos indica que para aquellos pacientes sin evisceración, peritonitis o inestabilidad hemodinámica, el uso juicioso de la exploración local de heridas, tomografía computarizada, DPL, y laparoscopia en conjunto con el examen físico, puede ser seguro (16).

Figura 3.- Trauma Abdominal Penetrante con Heridas por Arma Blanca.

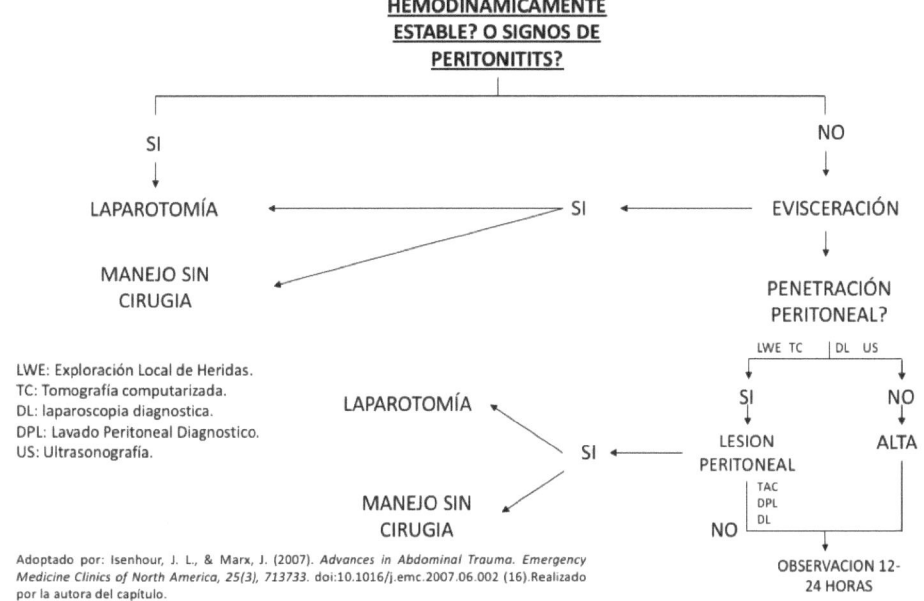

Tabla 1. Recomendaciones para el diagnóstico y manejo del trauma abdominal (17).

	Recomendaciones
Pacientes con Trauma	•La hipotensión persistente, la acidosis (pH <7.2), la hipotermia (temperatura <34 ° C) y la coagulopatía son predictores frecuentes de la necesidad de laparotomía en pacientes con trauma abdominal abierto. (Grado 2A) •Los factores de riesgo para el síndrome de compartimento abdominal cuando se intenta el cierre del abdomen son: cirugía de control de daños, lesiones que requieren embalaje y reintervención planificada, inflamación extrema visceral o retroperitoneal, obesidad, presión elevada de la vejiga, la pérdida de tejido de la pared abdominal y la reanimación agresiva (Grado 2B). •La laparotomía descompresiva está indicada en el síndrome del compartimento abdominal si el tratamiento médico ha fallado (Grado 2B). •La incapacidad de controlar la fuente de contaminación tras una perfusión, o la necesidad de evaluar el intestino puede ser un indicador para dejar el abdomen abierto en lesiones intestinales postraumáticas (Grado 2B).
Manejo de pacientes en UCI.	•Se recomienda un enfoque multidisciplinario, especialmente durante la admisión del paciente a la UCI (Grado 2A). •La medición de la presión intraabdominal es esencial en pacientes críticos con riesgo de hipertensión intrabdominal y de síndrome compartimental abdominal (Grado 1B). •La optimización fisiológica es uno de los determinantes del cierre abdominal temprano (Grado 2A) •La administración de inotrópicos y vasopresores, además de intervenciones quirúrgicas debe adaptarse de acuerdo con la condición del paciente (Grado 1A). •El balance de fluidos debe ser cuidadosamente examinado (Grado 2A) •Se debe prestar mucha atención a la temperatura corporal, evitando la hipotermia (Grado 2A) •En presencia de coagulopatía o alto riesgo de hemorragia, la presión negativa debe reducirse equilibrando la necesidad terapéutica de la presión negativa y el riesgo de hemorragia (Grado 2B).
Técnica para cierre abdominal temporal.	•La terapia de presión negativa para heridas con tracción fascial continua debe sugerirse como la técnica preferida para el cierre abdominal temporal (Grado 2B). •El cierre abdominal temporal sin presión negativa (por ejemplo, bolsa de Bogotá) se puede aplicar cuando la tasa de cierre fascial retrasada sea más baja y una tasa de fístula intestinal más alta (Grado 2A).

Re-exploración antes del cierre abdominal definitivo	•El abdomen debe mantenerse abierto si los requisitos para la reanimación continua y / o la fuente de la contaminación persiste, si se necesita una anastomosis intestinal diferida, si existe la necesidad de una segunda búsqueda de intestino isquémico y, por último, si hay dudas sobre el desarrollo de un síndrome del compartimento abdominal (Grado 2B).
Nutrición de soporte	•Los pacientes con abdomen abierto están en una condición hiper-metabólica; el soporte nutricional inmediato y adecuado es obligatorio (Grado 1C). •Las técnicas de abdomen abierto dan como resultado una pérdida significativa de nitrógeno que debe reemplazarse con régimen de nutrición equilibrada régimen (Grado 1C). •La nutrición enteral temprana debe iniciarse lo antes posible en presencia de métodos viables y funcionales (Grado 1C). •La nutrición enteral debe retrasarse en pacientes con un tracto intestinal en discontinuidad (grapada temporalmente), o en situaciones de fístula de alto rendimiento sin posibilidad de obtener acceso de alimentación distal a la fístula o con signos de obstrucción intestinal (Grado 2C) •La alimentación oral no está contraindicada y debe usarse siempre que sea posible (Grado 2C).

BIBLIOGRAFÍA

1. Prachalias, A. A., & Kontis, E. (2014). Isolated abdominal trauma: diagnosis and clinical management considerations. Current opinion in critical care, 20(2), 218–225. doi:10.1097/MCC.0000000000000074
2. Kontopodis, N., Kouraki, A., Panagiotakis, G., Miliadis, O., Volakakis, J., & Spiridakis, K. (2013). Diagnosis of intra-abdominal injuries can be challenging in multitrauma patients with associated injuries. Our experience and review of the literature. Il Giornale di chirurgia, 34(1-2), 27–31.
3. Costa, G., Tomassini, F., Tierno, S. M., Venturini, L., Frezza, B., Cancrini, G., & Stella, F. (2010). The prognostic significance of thoracic and abdominal trauma in severe trauma patients (Injury severity score > 15). Annali italiani di chirurgia, 81(3), 171–176.
4. Coccolini, F., Montori, G., Ceresoli, M., Catena, F., Moore, E. E., Ivatury, R., ... Ansaloni, L. (2017). The role of open abdomen in non-trauma patient: WSES Consensus Paper. World journal of emergency surgery : WJES, 12, 39. doi: 10.1186/s13017-017-0146-1
5. Chiara, O., Cimbanassi, S., Biffl, W., Leppaniemi, A., Henry, S., Scalea, T. M., ... Cingolani, E. (2016). International consensus conference on open abdomen in trauma. The journal of trauma and acute care surgery, 80(1), 173–183. doi: 10.1097/TA.0000000000000882
6. Eppich, W. J., & Zonfrillo, M. R. (2007). Emergency department evaluation and management of blunt abdominal trauma in children. Current opinion in pediatrics, 19(3), 265–269. doi:10.1097/MOP.0b013e328149af9e
7. Feliciano D. V. (2017). Abdominal Trauma Revisited. The American surgeon, 83(11), 1193–1202.
8. Acker JE, Ali J, Aprahamian C, et al. (2004). Advanced trauma life support for doctors. Student course manual. 7th ed. Chicago: American College of Surgeons.
9. Rozycki GS.(1998). Surgeon-performed ultrasound: Its use in clinical practice. Ann Surg; 228:16–28.
10. Schroeppel, T. J., & Croce, M. A. (2007). Diagnosis and management of blunt abdominal solid organ injury. Current Opinion in Critical Care, 13(4), 399–404. doi:10.1097/mcc.0b013e32825a6a32.
11. Nicholas JM, Rix EP, Easley KA, et al (2003). Changing patterns in the management of penetrating abdominal trauma: the more things change, the more they stay the same. J Trauma;55: 1095–110
12. Marx JA, Isenhour JL (2006). Abdominal trauma. In: Marx JA, editor. Rosen's emergency medicine: concepts and clinical practice. 6th edition. Philadelphia: Mosby.
13. Nagy KK, Krosner SM, Joseph KT, et al (1997). A method of determining peritoneal penetration in gunshot wounds to the abdomen. J Trauma;43:242–6.
14. Biffl, W. L., & Leppaniemi, A. (2015). Management guidelines for penetrating abdominal trauma. World journal of surgery, 39(6), 1373–1380. doi:10.1007/s00268-014-2793-7
15. Nagy KK, Roberts RR, Joseph KT, et al (1999). Evisceration after abdominal stab wounds: Is laparotomy required. J Trauma;47:622–30.

16. Isenhour, J. L., & Marx, J. (2007). Advances in Abdominal Trauma. Emergency Medicine Clinics of North America, 25(3), 713–733. doi:10.1016/j.emc. 2007.06.002

17. Coccolini, F., Roberts, D., Ansaloni, L., Ivatury, R., Gamberini, E., Kluger, Y., ... Pereira, B. M. (2018). The open abdomen in trauma and non-trauma patients: WSES guidelines. World Journal of Emergency Surgery, 13(1). doi:10.1186/ s13017-018-0167-4

CAPÍTULO 11

Abdomen Agudo
Cristian Israel Uriarte Muñoz

Definición

El síndrome de abdomen agudo se define como el conjunto de signos y síntomas que tiene como base el dolor abdominal intenso de inicio brusco o insidioso, de rápida evolución (menor de 24 o 48 horas) y que puede ser de origen abdominal o extraabdominal. El dolor suele acompañarse de uno o más signos de irritación peritoneal; entre los más frecuentes se encuentran: rigidez de la musculatura abdominal, incremento de la sensibilidad abdominal con o sin signo de rebote positivo, defensa o resistencia involuntaria. (GARCIA VALENZUELA, y otros, 2017, pág. 204)

Epidemiologia

En Estados Unidos de América (EUA), se estima que más de siete millones de pacientes acuden al servicio de urgencias por dolor abdominal; esto representa el 6.5% de todas las consultas que se tienen en el servicio de urgencias.

En México, comprende aproximadamente el 30% del total de las consultas de urgencias y constituye entre el 13 y 40% de todas las emergencias posiblemente quirúrgicas, cuando se trata de dolor abdominal agudo no específico. Se estima que el 50% de los casos de dolor abdominal agudo requieren hospitalización, y entre el 30 y 40%, cirugía. Al ingreso hospitalario, cerca de 40% se diagnostican de forma errónea, por lo que su mortalidad global es del 10% y se eleva al 20% si el paciente requiere cirugía de urgencia. (GARCIA VALENZUELA, y otros, 2017, pág. 203)

Fisiopatologia

La agresión a la cavidad peritoneal despierta una respuesta general inflamatoria común, que fisiopatológicamente cursa en cuatro fases: a) fase de ataque etiopatogénico; b) fase de respuesta inflamatoria local; c) fase de respuesta inflamatoria sistémica y d) fase de fracaso.

Fase de Ataque Etiopatogénico: La agresión se hace siguiendo dos mecanismos distintos. El primero causa un ataque inicial directo al peritoneo y en el segundo, el ataque inicial afecta a las vísceras intestinales, siendo la afectación peritoneal secundaria a ello. Entre los primeros, que pueden ser difusos o localizados, hay también dos mecanismos distintos de lesión. En unos casos está causado por contaminación bacteriana o química (aséptica) secundaria a patología del propio paciente, existente en su cavidad peritoneal o a distancia. El otro mecanismo es la lesión peritoneal causada por traumatismos y, entre ellos, los más frecuentes numéricamente, los yatrogénicos; estos generan el abdomen agudo traumático.

En el grupo segundo, el ataque visceral se produce o bien por causas obstructivas intestinales: abdomen agudo obstructivo o íleo, o por problemas en la vascularización visceral: abdomen agudo vascular o isquémico. (MAYO OSSORIO, PACHECO GARCIA, & VASQUEZ GALLEGO, 2016, pág. 365)

Fase de Respuesta Inflamatoria Local: Cursa en tres fases, a) de aclaramiento peritoneal; b) de respuesta inmune peritoneal y c) de localización y secuestro.

a. Aclaramiento peritonal: Una vez empezado el ataque, se produce una exudación importante a nivel peritoneal, causada por la activación de los macrófagos y células cebadas residentes que segregan histamina, prostaglandinas y productos vasoactivos que alteran la permeabilidad de la microcirculación submesotelial.

b. Respuesta inmune peritoneal: Se inicia una respuesta inmune, celular y humoral, innata y específica, contra la agresión. La encuadraremos en una defensa fagocítica y una defensa linfocítica, ambas inducidas y controladas por las células plasmáticas.

c. Localización y secuestro: La activación de la tromboplastina en el foco de agresión estimula la producción de trombina y esta de fibrina en el fluido flogósico, garantizándose así el atrapamiento de microbios en su matriz y un mejor ataque fagocítico contra ellos. (MAYO OSSORIO, PACHECO GARCIA, & VASQUEZ GALLEGO, 2016, pág. 366)

Fase De Respuesta Inflamatoria Sistémica: Se produce de cuatro maneras principales: por instauración del síndrome de respuesta inflamatoria sistémica (SIRS), de la cadena de la sepsis, del síndrome hipovolémico y del síndrome compartimental abdominal.

SIRS: Desde la cavidad peritoneal, multitud de citocinas activas tanto proinflamatorias (TNFD, IL1, IL6) como antiinflamatorias (IL4, IL10), quimiocinas (IL8), mediadores humorales (complemento, eicosanoides) y y mediadores celulares (ON, radicales libres de oxígeno), producidos en demasía, pasan a la sangre, fundamentalmente por el mecanismo de aclaramiento previamente comentado, comenzando a circular por ella y estimulando a su paso fagocitos y macrófagos periféricos circulantes. Estos potencian aún más la actividad proinflamatoria, dando como consecuencia la lesión de endotelios vasculares causantes de vasodilatación, permeabilidad aumentada y potenciación de una respuesta general orgánica al estrés.

Sepsis: Cuando junto a la translocación citocínica del SIRS se añade un paso infectivo de microbios patógenos (Escherichia coli, Klebsiella pneumoniae, Streptococcus spp., Bacteroides fragillis, entre otros) o sus productos (por ejemplo, lipopolisacárido LPS, lípido A, ácido lipoteicoico, péptido-glucano) se puede generar una cadena de respuestas sistémicas llamada sepsis. En esta situación, la presencia de citocinas proinflamatorias (TNF-D, IL1, IL6, IL12, IFN) es más numerosa que en el SIRS sin infección y más amplia, ya que se añade la producida en la actividad de defensa linfocítica. Todo esto produce un cross-talk entre los macrófagos y neutrófilos circulantes, junto a las células del endotelio vascular, con producción exacerbada de más citocinas y mediadores proinflamatorios, lo que lleva a que en los órganos y sistemas biológicos haya alteraciones de la microcirculación con fenómenos de disminución de flujo, hipoperfusión y de hipoxia.

Síndrome hipovolémico: Cuando la hipovolemia es importante, por pérdidas significativas de líquidos en la respuesta local peritoneal, como reacción sistémica se produce un síndrome de hipovolemia compensadora, caracterizado por los signos de frialdad, sudoración, taquicardia e hipotensión ortostática. Si este mecanismo no logra compensar la pérdida y reponer una volemia circulante útil, se producirá una situación generalizada de hipoperfusión visceral hasta llegar a desencadenar un shock circulatorio caracterizado por frialdad extrema, sudoración, bradicardia, hipotensión, oliguria y caída del sensorio.

Síndrome de compartimento abdominal: Cuando el fenómeno peritonítico avanza, a causa de la acumulación progresiva de líquido intraabdominal y de asas paréticas y distendidas, se produce una elevación progresiva de la presión intraabdominal que provoca una compresión vascular que lleva a hipoperfusión esplácnica, iniciándose una insuficiencia hepatorrenal y, a nivel intestinal, una alteración por isquemia de la barrera intestinal con sobrecrecimiento bacteriano y translocación bacteriana. Todo ello clínicamente causa un grave colapso cardiovascular (disminución del débito cardiaco e hipotensión) y respiratorio (hipoxia), así como fallo renal (oliguria) y fallo hepático. A nivel del sistema nervioso central se puede crear una reducción de la perfusión cerebral y edema que llevan al coma. (MAYO OSSORIO, PACHECO GARCIA, & VASQUEZ GALLEGO, 2016, pág. 370)

Fase De Fracaso O Síndrome De Disfunción Orgánica Múltiple
Es la mayor causa de muerte en estos pacientes y significa el fracaso de toda la reacción defensiva. Si la excesiva respuesta proinflamatoria persiste y/o se intensifica, se va produciendo una lesión cada vez mayor, en cada vez mayor número de órganos (el síndrome es progresivo) hasta que la vida, por fallo multiorgánico sumado, se hace incompatible. Suele iniciarse con una disfunción hemodinámica y renal para pasar sucesivamente hacia la pulmonar, hepática, digestiva, hematológica y del sistema nervioso central, siendo el fracaso cardiaco y la coagulación intravascular diseminada las más tardías y terminales. (MAYO OSSORIO, PACHECO GARCIA, & VASQUEZ GALLEGO, 2016, pág. 370)

Etiopatogenia
Etiopatogénicamente, el dolor abdominal se puede clasificar en tres categorías: visceral, parietal y referido cuyas características se recogen en la tabla I. (MUÑOZ SANTANACH & LUACES CUBELLS, 2019, pág. 15)

Tabla 1 CARACTERISTICAS DEL DOLOR ABDOMIAL EN FUNCION DE SU FISIOPATOLOGIA

	Origen	Mecanismo	Transmisión	Características
Dolor visceral o esplácnico	Receptores de vísceras abdominales	Estiramiento o tracción de la víscera	Lenta	- Poca precisión - Mal localizado - Difuso - Sin postura antiálgica - Síntomas vagales (ansiedad, sudoración, náuseas y vómitos)
Dolor parietal, peritoneal o somático	Receptores del peritoneo parietal, piel y músculos	Inflamación o isquemia	Rápida (fibras mielinizadas)	- Dolor intenso - Bien localizado - Punzante - Postura antiálgica
Dolor referido	Regiones alejadas del lugar donde percibe	Visceral o parietal	Vías centrales compartidas	

(MUÑOZ SANTANACH & LUACES CUBELLS, 2019, pág. 16)

El síndrome de abdomen agudo se clasifica en no quirúrgico y quirúrgico; este último se presenta con una frecuencia que va del 10 al 25%. Las causas quirúrgicas pueden dividirse en cinco grupos: inflamación/infección, perforación, obstrucción, hemorragia e isquemia, y no son mutuamente excluyentes. El diagnóstico varía dependiendo de la edad y el sexo del paciente. La apendicitis es más frecuente en los jóvenes, mientras que los trastornos biliares, la obstrucción intestinal, la isquemia, el infarto intestinal y la diverticulitis son más frecuentes en los pacientes de edad avanzada. (GARCIA VALENZUELA, y otros, 2017, pág. 204)

Tabla 2 Patologia Mas Frecuente Segun Edad y Sexo

Edad	Patología más frecuente
Recién nacido	Malformaciones congénitas
	Enterocolitis necrotizante
Lactante	Invaginación intestinal
	Hernias
Infancia/ adolescencia	Apendicitis aguda
	Adenitis mesentérica
	Divertículo de Meckel
Adultos	Apendicitis aguda
	Colecistitis aguda
	Ulcus perforado
	Pancreatitis aguda
	Hernias estranguladas
Mujer en edad fértil	Colelitiasis/colecistitis
	Patología ginecológica
Ancianos	Obstrucción intestinal por cáncer
	Isquemia Intestinal
	Diverticulitis

(MAYO OSSORIO, PACHECO GARCIA, & VASQUEZ GALLEGO, 2016, pág. 373)

Por grupos sindrómicos, el dolor abdominal se puede dividir en:
- **Síndrome Inflamatorio o Peritoneal:** Se caracteriza por un dolor debido a una irritación o inflamación del peritoneo, en general, por un proceso infeccioso bacteriano. El ejemplo típico es la apendicitis aguda. (MUÑOZ SANTANACH & LUACES CUBELLS, 2019, pág. 16)

a. Apendicitis La presentación clínica es atípica por lo que el diagnóstico suele ser tardío, aumentando la tasa de perforación. Hasta un quinto de los pacientes consultan después de tres días de síntomas y entre 5% a 10% hasta una semana después de iniciado el cuadro. Menos de un tercio de los pacientes tienen fiebre, anorexia, dolor en cuadrante inferior derecho y leucocitosis. Menos de la mitad presentan signos de irritación peritoneal. (TREUER, 2017, pág. 286)

La apendicitis sigue siendo un desafío, y existe un gran número de publicaciones dirigidas a buscar cual es método de diagnóstico más preciso, seguro, costo efectivo y que disminuya las cirugías en blanco, pero con diferente metodología y objetivos. Las manifestaciones clínicas siguen siendo fundamentales. En este sentido, el "score" de Alvarado, tiene excelente utilidad sobre todo en sus extremos, es decir, alto valor predictivo positivo con una puntuación alta y alto valor predictivo negativo con puntuaciones bajas. TABLA 3. (OVALLE. A, 2015, pág. 41).

Tabla 3 Score de Alvarado para Apendicitis

Síntomas	Score	
Dolor que migra a fosa iliaca derecha	1	
Náuseas/vómitos	1	
Anorexia	1	
Signos		
Sensibilidad en fosa ilíaca derecha	2	
Dolor de rebote a la descompresión de fosa iliaca derecha	1	
Temperatura elevada	1	
Hallazgos de laboratorio		
Leucocitosis	2	5-6 - Posible
Desviación a izquierda de neutrófilos	1	7-8 - Probable
Total	10	> 9 - Muy Probable

(OVALLE. A, 2015, pág. 44)

El diagnóstico de apendicitis aguda ha mejorado con el creciente uso de técnicas por imagen. Los datos recientes sugieren que la tasa de negatividad de apendicitis aguda ha disminuido significativamente, mientras que la tasa de TAC preoperatoria aumentó. El Ultrasonido se ha utilizado como una herramienta para ayudar en el diagnóstico de apendicitis aguda desde la década de 1980. En la actualidad, puede disminuir la utilización de otros medios imagenológicos. (OSCAR DIAZ & BERTY GUTIERREZ, 2019, pág. 79).

Los hallazgos en la ecografía que soportan el diagnóstico de apendicitis pueden ser directos (estructura tubular en FID no compresible, diámetro completo del apéndice mayor de 6-7 mm, grosor de la pared del apéndice mayor de 2-3 mm, pérdida de la capa submucosa ecogénica, apéndice hiperémico o con ausencia de flujo vascular por isquemia), o indirectos (hiperecogenicidad de la grasa mesentérica periapendicular o pericecal, apendicolito, colecciones hipoecoicas con o sin septos, asas de intestino dilatadas localmente, incremento de flujo en el tejido periapendicular) (PRADIA ARIAS, y otros, 2017, pág. 149)

La ecografía tiene ciertas ventajas específicas sobre la TC como su bajo coste, la no exposición a radiación ionizante, la no necesidad de contraste, su movilidad y su cualidad dinámica, que permite una correlación precisa y en tiempo real del área patológica con los hallazgos. (PRADIA ARIAS, y otros, 2017, pág. 149)

El manejo debe ser la resolución quirúrgica a la brevedad (TREUER, 2017, pág. 286)

b. Úlcera péptica La incidencia de patología péptica y sus complicaciones ha aumentado debido al uso de AINES y colonización por Helicobacter pylori. En adultos mayores con úlcera péptica aproximadamente el 53% a 73% tienen H. Pylori.

Los pacientes son poco sintomáticos y no se presentan con dolor epigástrico. En un estudio en que se confirmó el diagnóstico de úlcera gástrica mediante endoscopía digestiva alta, solo el 35% de los pacientes reconoció haber presentado previamente dolor abdominal.

Es por esto que en muchos casos la primera manifestación es una complicación, siendo la hemorragia digestiva alta, la más frecuente. Si la hemorragia digestiva es crónica las manifestaciones pueden ser anemia, angina, disnea o insuficiencia cardiaca congestiva.

Otra complicación es la perforación, siendo más frecuente en úlceras duodenales que gástricas. Su presentación también es oligosintomática. En un estudio sólo 47% de los pacientes con úlcera gastroduodenal perforada presentaron dolor súbito y 21% rigidez de pared abdominal. El manejo agudo debe estar enfocado en la reanimación precoz e identificar alguna condición que requiera cirugía de urgencia.

La administración intravenosa de inhibidores de la bomba de protones se encuentra aún en discusión ya que no disminuye la probabilidad de resangrado ni mortalidad. (TREUER, 2017, pág. 285)

c.Pancreatitis: Es la causa de dolor abdominal no quirúrgico más frecuente. Tiene una mortalidad de hasta un 40%. Las dos etiologías más frecuentes son biliares e idiopáticas. La presentación clínica es atípica, muchos pacientes no presentan el clásico dolor abdominal irradiado a dorso. Hasta en un 10% la única manifestación clínica es hipotensión o compromiso de conciencia. Las nuevas guías clínicas indican que para realizar el diagnóstico deben estar presente 2 de 3 criterios: dolor en hemi abdomen superior, elevación de enzimas pancreáticas, hallazgos sugerentes de pancreatitis en imágenes: ecografía, scanner o resonancia nuclear magnética de abdomen. (En el contexto de urgencia el examen de elección es la tomografía axial computada de abdomen y pelvis). El desarrollo de pancreatitis necrotizante es más frecuente que en los más jóvenes por lo que es de vital importancia obtener imágenes en forma precoz. El manejo es similar en todas las edades, reposo intestinal, analgesia e hidratación intravenosa. (TREUER, 2017, pág. 285)

d.Patología Biliar Es la causa más frecuente de dolor abdominal quirúrgico. La incidencia de colelitiasis aumenta con la edad (33% en los mayores de 70 años).Muchos de los signos y síntomas cardinales de la patología biliar grave están ausentes en este grupo de pacientes. La triada de Charcot (fiebre, dolor en hipocondrio derecho e ictericia) se observa en el 30% a 45% de los casos con colangitis avanzada. La ecografía abdominal es el estudio inicial de elección frente a la sospecha de patología biliar.El tratamiento en el servicio de urgencia debe iniciarse en forma precoz, asegurando una adecuada reanimación con volumen, administrando antibióticos con cobertura paraanaerobios y gram-negativos, todo esto mientras se hacen los preparativos para la resolución quirúrgica. (TREUER, 2017, pág. 285)

e.Diverticulitis: La formación de divertículos se asocia a constipación crónica, baja ingesta de líquidos, inactividad física y tránsito intestinal lento.

En estudios de necropsias se ha visto que la prevalencia de divertículos aumenta de 13% en menores 55 años a 50% en los mayores de 75 años. La enfermedad diverticular puede manifestarse como hemorragia digestiva baja o diverticulitis la cual puede complicarse con abscesos, obstrucción intestinal, perforación libre y fístulas. Hasta 15% de los pacientes con enfermedad diverticular presenta en algún momento un episodio de hemorragia digestiva. Aunque la mayoría se resuelve en forma espontánea, 25% de los pacientes re-sangran y un pequeño porcentaje pueden evolucionar con shock hemorrágico. La diverticulitis aguda clásicamente se presenta con dolor cólico en cuadrante inferior izquierdo, deposiciones con sangre, distensión, nauseas y fiebre. Hasta un 30% de las diverticulitis aguda en pacientes geriátricos no desarrollan dolor abdominal, fiebre, ni leucocitosis. La inflamación de un divertículo puede irritar la vejiga o el uréter dando hematuria o piuria, confundiendo el diagnostico con uro litiasis o infección urinaria. El diagnóstico se hace mediante tomografía axial computada de abdomen y pelvis. (TREUER, 2017, pág. 286)

- **Síndrome Perforativo.** Se produce como consecuencia de la rotura de una víscera hueca en la cavidad intestinal. El dolor abdominal se suele acompañar de cierto grado de distensión abdominal, disminución de los ruidos intestinales y rigidez de la musculatura de la pared anterior del abdomen. (MUÑOZ SANTANACH & LUACES CUBELLS, 2019, pág. 16)
- **Sindrome Obstructivo** Entre el 10% a 12% de las consultas por dolor abdominal son debidas a una obstrucción intestinal. Son tres veces más frecuentes que en adultos jóvenes. Después de la patología biliar es la segunda causa de abdomen agudo quirúrgico. La presentación depende de lugar y tipo de obstrucción. Las complicaciones incluyen deshidratación, isquemia, sepsis y perforación. (TREUER, 2017, pág. 286)

a. **Obstrucción de intestino delgado:** Es el lugar más frecuente de obstrucción. Las principales causas son adherencias (50-74%), hernias (15%) y neoplasias (15%). El cuadro clínico clásico es de dolor abdominal cólico, náuseas, vómitos, distensión abdominal y constipación. Pueden tener diarrea secundariamente al hiperperistaltismo distal a la obstrucción lo cual dificulta el diagnóstico inicial. Tiene una mortalidad entre 14 a 35%.

La radiografía de abdomen simple de pie tiene una sensibilidad de 66% y una especificidad 57%, muestra asas de intestino dilatadas proximales a la obstrucción y asas colapsadas distales a esta, ausencia de gas en el recto y niveles hidroaereos. Con este método diagnóstico no se logra conocer el grado, localización ni logra determinar la causa de la obstrucción, por lo que el estudio de elección es la tomografía axial computada de abdomen y pelvis.

El manejo agudo de estos pacientes incluye descompresión nasogástrica, reanimación con volumen, antibióticos y reposo intestinal. Si hay signos de complicación como estrangulación o isquemia, es perentoria la resolución quirúrgica inmediata (TREUER, 2017, pág. 286).

b. Obstrucción de intestino grueso Menos frecuente que las obstrucciones de intestino delgado. Las causas más habituales son neoplásicas (60%), vólvulo (10 a 15%) o diverticulitis. La presentación clásica es dolor abdominal, distensión y constipación, los vómitos son tardíos en la evolución del cuadro, si es que se presentan. El estudio de imágenes de elección es la tomografía axial computada de abdomen y pelvis.

Dentro de los vólvulos, el de sigmoides es el más frecuente 80%. Puede descomprimirse con un sigmoidoscopio o un enema baritado. Tiene una alta tasa de recurrencia por lo que requiere un tratamiento quirúrgico definitivo. El vólvulo cecal es menos frecuente que el sigmoideo y se presenta en pacientes menores, el cuadro clínico es de inicio más brusco, similar a la obstrucción de intestino delgado asociado a náuseas y vómitos. Estos pacientes tienen alto riesgo de perforación por lo que requieren cirugía precoz. (TREUER, 2017, pág. 286)

- **Sindrome Vacular (Hemorragia E Isquemia)** Son casi exclusivas de los adultos mayores dado la elevada prevalencia de aterosclerosis, fibrilación auricular, hipertensión arterial y enfermedad vascular periférica. A pesar de que la incidencia es baja la mortalidad es elevada. (TREUER, 2017, pág. 287)

a. Isquemia mesentérica A pesar de que es una causa rara de dolor abdominal, es de difícil diagnóstico y tiene una alta mortalidad entre 60 a

90%. Esta se asocia directamente al tiempo que transcurre entre la presentación y la resolución quirúrgica. El 80% de las isquemias mesentéricas son agudas. Puede ser oclusiva o no oclusiva. Siendo la primera la más frecuente. La oclusión puede ocurrir en el sistema arterial 75% o venoso 8%. El 17% corresponde a isquemias mesentéricas no oclusivas. (TREUER, 2017, pág. 287)

La oclusión arterial puede deberse a una embolia o trombosis intra-arterial. La mayoría de las embolias se alojan en la arteria mesentérica superior dado su orientación casi paralela a la aorta. La isquemia mesentérica secundaria a trombosis intra- arterial ocurre en pacientes con enfermedad aterosclerótica por lo que generalmente tienen historia previa de malestar abdominal post-prandial (angina intestinal) y pérdida de peso.

La isquemia mesentérica no oclusiva se produce por vasoconstricción en respuesta a deshidratación, hipovolemia, hipotensión en combinación con un estado de hipo flujo como es la insuficiencia cardiaca.

La trombosis venosa mesentérica es la menos frecuente, pero más letal. Dentro de los factores de riesgo se encuentran estados de hipercoagulabilidad, hipertensión portal, trombosis de la vena porta, historia de cirugía o trauma abdominal previo.

Clásicamente la isquemia mesentérica se presenta con un dolor abdominal desproporcionado para los hallazgos del examen físico, asociado a nauseas, vómitos y diarrea. En la etapa precoz el abdomen es blando no doloroso, pero cuando la isquemia evoluciona a infarto aparecen los signos peritoneales. Solo un tercio de los pacientes se presentan con la triada clásica de dolor abdominal, fiebre y deposiciones con sangre.

El angiotac de abdomen y pelvis es el estudio de elección para isquemia mesentérica con una sensibilidad de 93 a 96% y una especificidad 94 a 100%. El tratamiento inicial es reanimación con volumen y si no hay respuesta iniciar vasopresores.

En el caso de embolia arterial o isquemia no oclusiva se debe anticoagular e iniciar antibióticos de amplio espectro. Si hay signos de irritación peritoneal o evidencias de perforación la resolución debe ser quirúrgica inmediata. (TREUER, 2017, pág. 287)

b. Aneurisma Aórtico Abdominal Roto (AAA) Se trata de una catástrofe vascular, con una mortalidad pre-hospitalaria de 50% y de los que alcanzan a llegar al hospital esta sigue extremadamente elevada 80-90%.
Dentro de los factores de riesgo para desarrollar AAA se encuentran: edad mayor 60 años, tabaquismo, sexo masculino, raza blanca, historia familiar de AAA, aterosclerosis y enfermedad de tejido conectivo.

El diámetro es el predictor más importante de ruptura. Con un aneurisma de 3cm el riesgo anual de ruptura es de 0.2 a 0.4 %; con diámetro de 4cm de 0.8 a 1.1%. Se debe sospechar el diagnóstico de un AAA roto en cualquier paciente con síncope o hipotensión asociado a dolor abdominal y/o lumbar. La triada clásica de hipotensión, masa pulsátil y dolor abdominal o lumbar es diagnóstica, aunque solo se presenta en el 30 a 50% de los AAA rotos. La hipotensión está ausente en el 65% de los casos ya que se produce un taponamiento en el espacio retroperitoneal conteniendo el sangrado activo.

El error diagnóstico más común es con un cólico renal. Los pacientes con AAA roto se presentan con dolor lumbar irradiado a la ingle, asociado a hematuria microscópica por la irritación generada por el aneurisma sobre el uréter. Es por esto que a todo paciente adulto mayor en el cual se sospecha el primer episodio de cólico ureteral es prudente tomar una imagen que visualice la aorta siendo el Pielo-TAC el estudio de elección. Logra evaluar el calibre de la aorta y hacer el diagnóstico diferencial con litiasis de las vías urinarias. Otro error diagnóstico frecuente es con lumbago o lumbociática, ya que el AAA puede presentarse como neuropatía de extremidades inferiores con o sin disestesias causadas por la isquemia, asociadas al dolor lumbar. (TREUER, 2017, pág. 287)

c. Disección Aórtica Es una patología de baja incidencia, pero si no se detecta y trata precozmente tiene una alta mortalidad. Es más frecuente en hombres, mayores de 70 años, hipertensos, con enfermedad aterosclerótica y antecedentes de bypass coronario.

Puede presentarse como dolor abdominal de inicio brusco, especialmente si se diseca la aorta descendente. Se debe tener un alto nivel de sospecha en todo paciente que presenta síntomas sobre y bajo el diafragma. Para el diagnóstico el examen de elección es el AngioTAC. (TREUER, 2017, pág. 288)

- **Síndrome Anexial.** Es el dolor generado en el aparato genital. En los varones, la causa más frecuente de dolor abdominal agudo de causa anexial es la torsión testicular. En las mujeres adolescentes, predominan como causa de dolor abdominal procesos fisiológicos, como son: la ovulación o la dismenorrea; sin embargo, es importante tener en cuenta otras causas importantes de dolor abdominal, como la enfermedad inflamatoria pélvica, en las adolescentes sexualmente activas. (MUÑOZ SANTANACH & LUACES CUBELLS, 2019, pág. 16)

Otras Causas Inesperadas
Apendicitis epiploica: Los apéndices epiploicos son estructuras grasas pediculadas que se encuentran a lo largo de todo el colon, están irrigados por pequeñas ramas de los vasos rectos, y tienen un considerable riesgo de torsión y necrosis, causando un cuadro clínico de apendicitis epiploica (apendagitis), enfermedad que puede ocurrir a cualquier edad y que compromete más frecuentemente al sexo masculino. (PRIETO, CARVAJAL, SANTOS, UPEGUI, & RENDON, 2016, pág. 270)

Torsión del epiplón: A nivel mundial se han informado menos de 500 casos de torsión del epiplón, la cual puede ocurrir hasta en el 0,1 % de las laparotomías practicadas en niños con sospecha de apendicitis aguda, y en el 0,4 % de los adultos sometidos a apendicectomías. Ocurre más frecuentemente en hombres que en mujeres, entre la cuarta y la quinta década de la vida. Puede ser primaria o secundaria; esta última se ha relacionado con antecedentes de trauma, obesidad, quistes, hernias, neoplasias o adherencias. (PRIETO, CARVAJAL, SANTOS, UPEGUI, & RENDON, 2016, pág. 270)

Enfermedad del divertículo de Meckel: El divertículo de Meckel fue descrito en 1809; corresponde a la persistencia del conducto onfalomesentérico y es la anomalía congénita más común del sistema digestivo. Contiene todas las capas de la pared intestinal, lo cual lo convierte en un divertículo verdadero. Se localiza en el borde antimesentérico del íleon distal cerca de la válvula ileocecal, es dos veces más común en niños que en niñas y la edad más frecuente de presentación es la de dos años. Aunque el diagnóstico se hace más comúnmente en forma preoperatoria en los niños, en los adultos se realiza frecuentemente de forma intraoperatoria, ya que simula una apendicitis. (PRIETO, CARVAJAL, SANTOS, UPEGUI, & RENDON, 2016, pág. 271)

Hernias internas: Las hernias congénitas se observan con mayor frecuencia en la niñez y pueden representar hasta el 1 % de todos los casos de obstrucción intestinal; la más común es la paraduodenal. En los adultos, las causas más comunes de obstrucción intestinal son las adherencias, las neoplasias y las hernias de la pared abdominal o las hernias internas, siendo las más comunes las del obturador, las transmesentéricas y las transepiploicas. Se han descrito, incluso, hernias del hiato de Winslow. (PRIETO, CARVAJAL, SANTOS, UPEGUI, & RENDON, 2016, pág. 271)

Neoplasias insospechadas: Los pacientes con neoplasias insospechadas cursan con un cuadro clínico inusual que se puede manifestar crónica o agudamente con signos clínicos de obstrucción, perforación, reacción inflamatoria sistémica o alteraciones hemodinámicas. Usualmente, se diagnostican en pacientes mayores de 60 años.

Las neoplasias pueden comprometer vísceras sólidas, especialmente el hígado, o vísceras huecas, especialmente el intestino e incluso el útero. Aunque los tumores primarios benignos del intestino delgado comprenden menos del 3 % de todas las neoplasias gastrointestinales y usualmente son asintomáticos, se han descrito casos de neurofibromas intestinales que se han manifestado con síntomas y signos relacionados con la aparición de una de sus complicaciones, como sangrado intestinal, obstrucción o perforación. (PRIETO, CARVAJAL, SANTOS, UPEGUI, & RENDON, 2016, pág. 272)

Hemoperitoneo espontáneo: Según la literatura científica, hasta el 90 % de los casos de hemoperitoneo son considerados como de origen traumático, generalmente por lesiones de órganos sólidos (hígado, bazo). La segunda causa más frecuente es la de origen ginecológico, principalmente debido a embarazo ectópico roto. (PRIETO, CARVAJAL, SANTOS, UPEGUI, & RENDON, 2016, pág. 273)

Diagnostico
Anamnesis
La entrevista debería centrarse en 3 puntos esenciales: los antecedentes clínicos del paciente, la semiología del dolor y los síntomas asociados.

Antecedentes clínicos del paciente Nos pueden orientar a un diagnóstico:
1. Edad y sexo
2. Patología previa conocida del paciente como, por ejemplo, úlcera gástrica, colelitiasis, litiasis renal, fibrilación auricular, claudicación intermitente, diabetes mellitus, etc.
3. Hábitos tóxicos: alcoholismo, tabaquismo, consumo de estupefacientes.
4. Intervenciones quirúrgicas previas.
5. En el caso de las mujeres es importante la información en relación con su historial obstétrico y ginecológico.
6. Consumo de fármacos (antiinflamatorios no esteroideos, corticoides, inmunosupresores, etc.).
7. Antecedentes familiares.
8. Historia de viajes recientes, sobre todo los realizados al extranjero. (MAYO OSSORIO, PACHECO GARCIA, & VASQUEZ GALLEGO, 2016, pág. 373)

Semiología del dolor El dolor es el síntoma fundamental o síntoma guía del cuadro del abdomen agudo, por lo que es muy importante investigar sus características: forma de comienzo, localización, intensidad, carácter, irradiación y factores que lo modifican. (MAYO OSSORIO, PACHECO GARCIA, & VASQUEZ GALLEGO, 2016, pág. 373)

Forma de comienzo La rapidez con la que se instala el dolor y su progresión en el tiempo son indicación de la gravedad del proceso que lo origina. Así pues, un dolor de instauración súbita sería indicativo de una perforación de úlcera gástrica o duodenal, rotura de aneurisma aórtico o embarazo ectópico. Un dolor de instauración rápida (de aparición en minutos) sería indicativo de perforación de víscera hueca, pancreatitis aguda, infarto mesentérico o colecistitis, entre otros. Y un dolor de aparición gradual sería indicativo de obstrucción intestinal. (MAYO OSSORIO, PACHECO GARCIA, & VASQUEZ GALLEGO, 2016, pág. 373)

Localización La localización del dolor constituye una valiosa ayuda para el diagnóstico Desde un punto de vista práctico, es útil dividir el abdomen en: hipocondrio derecho e izquierdo, epigastrio, mesogastrio, hipogastrio y fosa ilíaca derecha e izquierda pdf1 y tabla del dolor localizado. Tabla 4. (MAYO OSSORIO, PACHECO GARCIA, & VASQUEZ GALLEGO, 2016, pág. 374)

Tabla 4 Causas mas Frecuente de Abdomen Agudo Segun la Localizacion del Dolor

Hipocondrio derecho	Epigastrio	Hipocondrio izquierdo
Hepatitis Colecistitis Colangitis Pancreatitis Absceso subfrénico Ulcus duodenal Neumonía	Úlcera gastroduodenal Gastritis aguda Enfermedad por reflujo gastroesofágico Pancreatitis aguda Infarto agudo de miocardio Pericarditis Rotura de aneurisma de aorta	Absceso esplénico Infarto esplénico Rotura de bazo Pancreatitis Neumonía
	Mesogastrio Gastroenteritis Obstrucción intestinal Rotura de aneurisma de aorta Apendicitis aguda precoz	
Fosa ilíaca derecha Apendicitis aguda Enfermedad inflamatoria intestinal Adenitis mesentérica Cólico renal Pielonefritis Salpingitis Endometriosis Embarazo ectópico	**Hipogastrio** Cistitis Embarazo ectópico Endometriosis Dismenorrea Enfermedad pélvica inflamatoria Quiste/torsión ovárica Prostatitis	**Fosa ilíaca izquierda** Diverticulitis aguda Colitis isquémica Cólico renal Pielonefritis Síndrome de intestino irritable Salpingitis Endometriosis Embarazo ectópico

(MAYO OSSORIO, PACHECO GARCIA, & VASQUEZ GALLEGO, 2016, pág. 374)

Intensidad No es un elemento diagnóstico fiable porque es muy subjetivo; sin embargo, se suele relacionar con la gravedad del cuadro. Los cuadros que causan dolor abdominal más intenso son: el cólico biliar y renal, la perforación gastroduodenal, la pancreatitis aguda, la peritonitis y el aneurisma de aorta abdominal. Hay que tener en cuenta que, en algunas enfermedades, como la isquemia mesentérica y la porfiria, la intensidad del dolor puede ser desproporcionada en relación con los hallazgos de la exploración. (MAYO OSSORIO, PACHECO GARCIA, & VASQUEZ GALLEGO, 2016, pág. 374)

Carácter El dolor puede ser continuo (suele indicar un proceso con afectación peritoneal) o intermitente (suele indicar una afectación de víscera hueca). (MAYO OSSORIO, PACHECO GARCIA, & VASQUEZ GALLEGO, 2016, pág. 374)

Irradiación La irradiación del dolor a menudo proporciona información útil para el diagnóstico. Existen irradiaciones típicas de algunos procesos abdominales frecuentes: la irradiación hacia el hombro por irritación diafragmática, en cólico biliar y colecistitis; el dolor en cinturón es propio de pancreatitis; el dolor irradiado a la espalda es característico de proceso biliopancreático, úlcera péptica con signos de penetración o perforación y el aneurisma de aorta abdominal. La irradiación a la ingle es propia del cólico nefrítico. (MAYO OSSORIO, PACHECO GARCIA, & VASQUEZ GALLEGO, 2016, pág. 374)

Exploración Física
La exploración física debe ser completa y sistemática, prestando atención a diferentes aspectos.

Exploración General En primer lugar, es importante la impresión y apreciación del estado general y la actitud del paciente. Así, un paciente inquieto con dolor abdominal intenso que no cede con ninguna postura hace pensar en un cólico renal, mientras que un paciente inmóvil, postrado con las piernas flexionadas hace pensar en peritonitis. Un paciente inquieto, sudoroso y pálido hace sospechar un cuadro de shock en sus diferentes vertientes (séptico, hipovolémico, cardiogénico). Se recogerán los signos vitales del paciente: frecuencia cardiaca, frecuencia respiratoria, tensión arterial y temperatura, que nos informan del estado hemodinámico y la gravedad del cuadro. Valoraremos también el grado de hidratación y la coloración de la piel y mucosas (palidez, cianosis, ictericia). No hay que olvidar la auscultación cardiaca y pulmonar. (MAYO OSSORIO, PACHECO GARCIA, & VASQUEZ GALLEGO, 2016, pág. 375)

Exploración abdominal: Es fundamental para orientar el diagnóstico e incluye la inspección, auscultación, palpación y percusión.

Inspección: Valoraremos la forma del abdomen (distendido, excavado, etc.), la presencia de cicatrices, hernias, hematomas o signos inflamatorios.

Auscultación: Los ruidos hidroaéreos pueden estar abolidos, disminuidos o aumentados. Estarán disminuidos o abolidos en caso de íleo paralítico, aumentados en caso de gastroenteritis aguda y serán metálicos en caso de obstrucción intestinal mecánica. La presencia de soplos vasculares sugiere la existencia de aneurisma de aorta. (MAYO OSSORIO, PACHECO GARCIA, & VASQUEZ GALLEGO, 2016, pág. 375)

Palpación: Debe comenzar por la zona contraria a la localización del dolor, para no provocar una contractura muscular voluntaria del paciente. Ha de ser superficial y posteriormente profunda. La exploración superficial nos informará del tono de la pared muscular y la existencia de contractura. La palpación profunda nos revelará la existencia de masas o megalias. Se explorarán los orificios herniarios. Hay varios signos y maniobras clásicas que orientan al diagnóstico Tabla 5. (MAYO OSSORIO, PACHECO GARCIA, & VASQUEZ GALLEGO, 2016, pág. 375)

Percusión: El timpanismo nos indica aumento del aire intraabdominal, bien intraluminal en caso de obstrucción intestinal o aire libre en caso de perforación de víscera hueca. Sin embargo, la matidez indica la existencia de masas o visceromegalias y la matidez desplazable sugiere ascitis. (MAYO OSSORIO, PACHECO GARCIA, & VASQUEZ GALLEGO, 2016, pág. 375)

Analítica sanguínea La presencia de un recuento leucocitario elevado, así como una elevación de los reactantes de fase aguda, sugieren un proceso infeccioso como en el caso de la apendicitis. En los pacientes que presenten vómitos incoercibles o signos de deshidratación en la exploración física, se debe descartar la presencia de trastornos hidroelectrolíticos, hipoglicemia y alteración de la función renal. También es útil el estudio de los enzimas hepáticos y pancreáticos, si la historia clínica sugiere una patología hepática o pancreática. Debe valorarse la realización de unas pruebas de coagulación siempre que se sospeche un dolor abdominal de causa quirúrgica SANTANACH & LUACES CUBELLS, 2019, pág. 18)

Tabla 5 Exploracion Abdominal En El Abdomen Agudo

Signo o maniobra	Concepto	Sospecha diagnóstica
Signo de Cullen	Hematoma periumbilical	Hemorragia intraabdominal
		Pancreatitis
Signo de Grey Turner	Hematoma en flancos	Hemorragia retroperitoneal
Maniobra de Blumberg o signo del rebote	Aumento del dolor tras la descompresión con la palpación profunda	Irritación peritoneal
Maniobra de Murphy	Interrupción de la inspiración profunda mientras el explorador palpa el hipocondrio derecho	Colecistitis aguda
Maniobra del psoas	Se eleva lentamente la pierna derecha mientras se palpa en profundidad la FID	Apendicitis aguda
Maniobra del Obturador	En decúbito supino y con muslo flexionado en ángulo recto respecto al tronco se realiza rotación externa del miembro inferior	Apendicitis pélvica y abscesos tuboováricos
Signo de Rovsing	Dolor en FID al comprimir la FII	Apendicitis aguda
Signo de Carnett	Aumento del dolor al contraer los músculos del abdomen	Dolor parietal
Maniobra de McKessack-Leitch	Paciente en decúbito lateral izquierdo con ambos muslos contra el cuerpo. El examinador extiende el muslo derecho hacia atrás	Apendicitis aguda
	Aumento del dolor al presionar la FID	

(MAYO OSSORIO, PACHECO GARCIA, & VASQUEZ GALLEGO, 2016, pág. 375)

Analítica de orina Debe realizarse de forma sistemática cuando exista un síndrome miccional asociado al dolor abdominal. Se debe indicar cuando el dolor abdominal afecte a lactantes, ya que la infección de orina forma parte de su diagnóstico diferencial. Usualmente, la apendicitis pélvica puede mostrar leucocituria y/o microhematuria aisladas asociadas a irritación vesical. El test de embarazo en orina debería tenerse en cuenta en las adolescentes postmenárquicas con dolor abdominal agudo. (MUÑOZ SANTANACH & LUACES CUBELLS, 2019, pág. 18)

Radiografía simple de abdomen En la mayoría de casos, no es útil para proporcionar un diagnóstico etiológico del dolor abdominal. Su interpretación es difícil y somete al paciente a una radiación no despreciable (una radiografía de abdomen equivale a 50 radiografías de tórax). Las recomendaciones actuales son no realizar radiografías de abdomen de forma sistemática en los niños con dolor abdominal. Su papel queda restringido a la obstrucción intestinal, donde muestra la presencia de distensión abdominal y niveles hidroaéreos.

En los casos de apendicitis aguda, puede mostrar: una escoliosis antiálgica, el borramiento de la línea del psoas derecho, niveles hidroaéreos en fosa ilíaca derecha o la presencia de un asa centinela o de un apendicolito. En la invaginación intestinal evolucionada, son clásicas la presencia de un efecto masa en el cuadrante superior derecho y la imagen en sombra de media luna, que corresponde a la cabeza de la invaginación. (MUÑOZ SANTANACH & LUACES CUBELLS, 2019, pág. 18)

Radiología de tórax Permite el diagnóstico de neumonías que pueden simular un abdomen agudo. Se recomienda su realización siempre que exista una alteración en la auscultación respiratoria, así como en menores de 3 años con fiebre persistente y síntomas catarrales asociados al dolor abdominal. (MUÑOZ SANTANACH & LUACES CUBELLS, 2019, pág. 18)

Ecografía abdominal Es una herramienta muy útil en la valoración del dolor abdominal agudo y, frente a otras exploraciones, tiene la ventaja de que no somete al paciente a irradiación. Es diagnóstica en el caso de la invaginación intestinal y puede ayudar al diagnóstico de una apendicitis aguda. Ocasionalmente, puede revelar la presencia de una adenitis mesentérica. La ecografía genital femenina es muy útil para el diagnóstico de patología anexial y la ecografía testicular puede ser útil en determinados casos de escroto agudo. (MUÑOZ SANTANACH & LUACES CUBELLS, 2019, pág. 18)

Tomografía computarizada (TC) abdominal La exposición a la radiación de una TC abdominal es elevada. Las modalidades de imagen alternativas, como la ecografía o la imagen de resonancia magnética (RM) pueden proporcionar, con frecuencia, una mayor certeza diagnóstica sin exposición a la radiación. Se recomienda utilizar estudios focalizados y con baja dosis de radiación. La TC con contraste es útil para la evaluación de pacientes con dolor abdominal agudo, cuando se considera una amplia variedad de diagnósticos, además tiene una alta sensibilidad y especificidad para diagnosticar la apendicitis y es la prueba de imagen más sensible para la nefrolitiasis pediátrica. (MUÑOZ SANTANACH & LUACES CUBELLS, 2019, pág. 18)

Resonancia magnética (RM) abdominal En la mayoría de casos, no se utiliza para la valoración del dolor abdominal agudo en el niño, por ser una exploración larga y que requiere sedación, pero su utilidad en el diagnóstico de apendicitis aguda es similar a la de la TC, sin someter al paciente a irradiación. (MUÑOZ SANTANACH & LUACES CUBELLS, 2019, pág. 18)

Tratamiento
Todo paciente con un cuadro de abdomen agudo debería ser trasladado a un centro donde se disponga de los recursos necesarios para su diagnóstico y tratamiento, por lo que generalmente deben ser remitidos al Servicio de Urgencias de un centro hospitalario.

Ante un paciente con dolor abdominal agudo, independientemente de la causa que lo haya desencadenado, lo primero es tomar las medidas necesarias para tener al paciente en las mejores condiciones posibles mientras conseguimos llegar al diagnóstico exacto y tratamiento adecuado. En primer lugar, hay que determinar si el paciente está hemodinámicamente estable o inestable. En los pacientes inestables, debe realizarse una reanimación inicial, urgente y agresiva. Para ello se colocará una vía venosa central y una sonda vesical. La reanimación con fluidos puede realizarse con cristaloides (suero salino al 0,9%, suero salino hipertónico, o Ringer lactato) Cuando con los fluidos no consigamos obtener una TAM de 65 mm, Hg tendremos que recurrir al uso de fármacos vasoactivas; los fármacos de elección son noradrenalina y dopamina administradas por vía central. En todos aquellos casos en los que se sospeche un origen infeccioso del cuadro se iniciará, tan pronto como sea posible y siempre tras haber obtenido hemocultivos y dentro de la primera hora, antibioterapia empírica intravenosa. (MAYO OSSORIO, PACHECO GARCIA, & VASQUEZ GALLEGO, 2016, pág. 378)

En el paciente estable se pondrá énfasis en llegar a un diagnóstico y, mientras tanto, se emplearán medidas terapéuticas iniciales generales consistentes en: dieta absoluta, canalización de vía venosa, administración de sueroterapia y reposición hidroelectrolítica, antibioterapia empírica si se sospecha infección, analgésicos si el dolor es muy intenso, pues se ha demostrado que la analgesia no enmascara el diagnóstico. (MAYO OSSORIO, PACHECO GARCIA, & VASQUEZ GALLEGO, 2016, pág. 378)

Los dos pilares del tratamiento del dolor abdominal agudo son el tratamiento etiológico y la analgesia. Determinados estudios clínicos han concluido que la analgesia en niños con dolor abdominal agudo, proporciona una reducción significativa del dolor sin afectar el examen o la capacidad de identificar afecciones quirúrgicas Tabla 6. (MUÑOZ SANTANACH & LUACES CUBELLS, 2019, pág. 18)

Tabla 6 Analgesicos Mas Utilizados En El Dolor Abdominal En Edad Pediatrica

	Fármaco	Vía	Dosis
Dolor leve	Paracetamol	Oral Rectal Intravenoso	15 mg/kg 20 mg/kg 15 mg/kg
	Ibuprofeno	Oral	5-10 mg/kg
Dolor moderado	Metamizol	Rectal Intravenoso	10 mg/kg 15-20 mg/kg
	Metamizol + Buscapina	Intravenoso	15 mg/kg de metamizol (en mayores de 12 años)
	Tramadol	Intravenoso	1-2 mg/kg/dosis
Dolor Intenso	Cloruro mórfico	Intravenoso	0,1-0,2 mg/kg

(MUÑOZ SANTANACH & LUACES CUBELLS, 2019, pág. 19)

BIBLIOGRAFÍA

1. GARCIA VALENZUELA, S. E., BONILLA CATALAN, P. V., QUINTERO GARCIA, B., TRUJILLO BRACAMONTES, F. S., RIOS BELTRAN, J. D., SANCHEZ CUEN, J. A., & VALDEZ AVILES, D. (2017). ABDOMEN AGUDO QUIRURGICO UN RETO DIAGNOSTICO. MEDIGRAPHIC.
2. MAYO OSSORIO, M. A., PACHECO GARCIA, J. M., & VASQUEZ GALLEGO, J. M. (2016). ABDOMEN AGUDO. MEDICINE.
3. MUÑOZ SANTANACH, D., & LUACES CUBELLS, C. (2019). DOLOR ABDOMINAL AGUDO. PEDIATR INTEGRAL.
4. OSCAR DIAZ, P., & BERTY GUTIERREZ, H. (2019). ROL DEL ULTRASONIDO EN LA EVOLUCION DEL DOLOR ABDOMINAL AGUDO. REVISTA CUBANA DE CIRUGIA.
5. OVALLE. A, L. (2015). DOLOR ABDOMINAL AGUDO. GASTROENTEROL,LATINOAM.
6. PRADIA ARIAS, M., VASQUEZ, J. L., SALGADO BARREIRA, A., GOMEZ VEIRAS, J., GARCIA SAAVEDRA, S., FERNANDEZ EIRE, P., & MONTERO SANCHEZ, M. (2017). APENDICITIS VS ABDOMEN AGUDO AGUDO INESPECIFICO. CIR PEDRIATR.
7. PRIETO, R. G., CARVAJAL, G. D., SANTOS, J. H., UPEGUI, D., & RENDON, J. (2016). CAUSAS INESPERADAS DE ABDOMEN AGUDO. REV COLOMB CIR.
8. TREUER, R. (2017). DOLOR ABDOMINAL AGUDO EN EL ADULTO MAYOR. REV.MED.CLIN.CONDES.

CAPÍTULO 12

Colico Nefritico
Ricardo Paúl Sandoval Pazmiño

Introducción

El cólico nefrítico constituye el motivo más frecuente de asistencia urgente dentro del ámbito urológico, representando del 2 al 5% de las urgencias hospitalarias. Aproximadamente el 50% de estos pacientes tienen episodios recurrentes. (Aj, 1996).

Las recurrencias son más frecuentes con el hiperparatiroidismo primario, la acidosis renal tubular, la cistinuria y la combinación de diferentes trastornos metabólicos. (Saklayend, 1997).

La incidencia del cólico renal parece que está en aumento sobre todo se asocia al desarrollo económico posiblemente por el incremento en la dieta de proteínas y sal. (Saklayend, 1997)

La prevalencia en los hombres es aproximadamente el doble que en las mujeres sobre todo entre varones de mediana edad. (Saklayend, 1997).

El dolor es de presentación brusca, por la mañana y en estaciones calurosas. Es el dolor originado por el paso de un cuerpo sólido por el riñón o las vías urinarias, provocando dilatación de la vía. La causa más frecuente son las litiasis (90%), coágulos, necrosis papilar, etc.

Epidemiologia

La frecuencia es mayor por la mañana y durante las estaciones calurosas (Boari B, 2003), por la menor producción urinaria nocturna y por situaciones con mayores pérdidas insensibles (Boari B, 2003), como sudoración intensa. Estas circunstancias aumentarían significativamente la concentración urinaria, actuando como un claro factor predisponente para desarrollar un ataque, que afectaría más a hombres de edad avanzada (Chauhan V, 2004). Estudios epidemiológicos norteamericanos muestran que los hombres caucasianos tienen la mayor incidencia, seguidos en orden por las mujeres caucasianas, mujeres y hombres de raza negra (Soucie JM, 1994) y (Sarmina I, 1987). En estudios epidemiológicos que incluyen población hispánica norteamericana no se observan diferencias comparando con caucásicos y por el género, pero se detecta un mayor número de intervenciones urológicas por litiasis sintomáticas en las mujeres hispánicas (Dall'era JE, 2005).

El 25% de los pacientes que presentan cólicos renales recurrentes tienen historia familiar de urolitiasis (Ljunghall S, 1985), y con antecedentes de historia familiar el riesgo litiásico se multiplica por tres (Curhan GC, 1997).

Etiologia

La causa del cólico nefrítico en el 90 % de los casos es la litiasis renoureteral, incluyendo los cálculos cálcicos (oxalato cálcico, fosfato cálcico y mixtos), de ácido úrico, de estruvita y de cisteína. En el 10% restante podemos encontrar algunas de las causas recogidas en la tabla 1.

TABLA 1. Causas de obstrucción ureteral

Intrínsecas	Extrínsecas
Litiasis	Lesiones vasculares (aneurismas aortoiliacos, tromboflebitis posparto de la ovárica...)
Existencia de coágulos o pus	Procesos benignos del aparato genital femenino (embarazo, abcesos tuboováricos...)
Necrosis papilar	Tumores malignos genitourinarios
Tumores de urotelio	Enfermedades gastrointestinales (apendicitis, diverticulitis, Chron...)
Estenosis de la unión pieloureteral	Procesos retroperitoneales (fibrosis, abcesos, tumores)
Estenosis ureterales	
Uretelocele	
Granulomas	
Tuberculosis renal	

El origen del cólico nefrítico estaría en la obstrucción del tracto urinario superior provocada por un cálculo en su camino, desde el riñón a la vejiga para ser eliminado al exterior. La hiperpresión a este nivel es la responsable última de la sintomatología dolorosa del paciente. Además, las prostaglandinas desempeñan un papel fundamental en su génesis, ya que aumentan la diuresis, provocando mayor aumento de la presión piélica. Existen dos características a tener en cuenta: tamaño del cálculo y peculiaridades del tracto urinario.

Las causas más frecuentes de formación de cálculos son las alteraciones metabólicas primarias (hipercalciuria, hiperuricosuria, hipocitrauria, hiperoxaluria). Algunas enfermedades se asocian con un alto riesgo de producir desordenes metabólicos, por ejemplo hiperparatiroidismo, la sarcoidosis, la inmovilización prolongada, la enfermedad de Crohn, el abuso de laxantes, la acidosis tubular renal, la gota, y las infecciones urinarias de repetición (Saklayend, 1997).

Los factores asociados con la formación del cálculo son: 1) hipersaturación de la orina con calcio, oxalato y ácido úrico; 2) condiciones que favorecen la cristalización como la hipouricosuria; 3) ausencia de inhibidores de la cristalización como el citrato, el magnesio y el pirofosfato. (Saklayend, 1997).

Diagnostico
Clinica:
Generalmente la clínica típica de presentación del cólico nefrítico consiste en:
- Dolor paroxístico agitante, de intensidad creciente, intermitente, de localización en fosa lumbar irradiándose a la región inguinal homolateral, cara interna de los muslos, testículo en el varón y vulva en la mujer.
- Los pacientes afectados con dolor de origen renal se mueven con ansiedad, sujetándose el flanco, y no pueden permanecer en decúbito.
- El dolor aparece, con más frecuencia, durante la noche o en las primeras horas de la mañana, meses de verano y sobre todo en adultos a partir de 30-40 años. La duración varia de minutos a horas siendo normal su recurrencia en días posteriores hasta la expulsión del cálculo.
- Cuando el cálculo está próximo a la vejiga aparecen síntomas miccionales irritativos: urgencia, polaquiuria y disuria.
- Cuadro vegetativo: taquicardia, hipertensión, diaforesis fría, náuseas y vómitos. Por irritación local puede producir un cuadro de íleo paralítico.

Podemos encontrarnos con formas atípicas de presentación del cólico nefrítico:
- Forma hematúrica
- Forma bilateral. Es un tipo raro.

- Forma anúrica (agenesia u obstrucción previa contralateral)
- Forma con manifestaciones aberrantes (lipotimia, sincope). Suele relacionarse con septicemia.
- Forma prolongada en su duración
- Forma con dolor atípico. Generalmente asociada a riñones ectópicos.
- Forma frustrada en la que el dolor no alcanza ni la intensidad ni la irradiación típicas.

Valoración Inicial y Seguimiento.
Anamnesis
Se realizará incluyendo los antecedentes personales, características del dolor (tipo, localización, irradiación, duración, forma de comienzo), presencia de escalofríos, fiebre, síndrome miccional, anuria, cierre intestinal, embarazo y tratamiento previo.

Exploracion Fisica
Se hará hincapié en la exploración abdominal y la palpación renal (el cólico renal se evidencia ante una puñopercusión lumbar positiva del lado afectado) así como en el estado de coloración e hidratación de piel y mucosas. El personal de enfermería tomará las constantes del paciente.

Exploraciones Complementarias
1. Tira reactiva de orina. Método rápido y barato que permite una aproximación diagnóstica. La presencia de hematuria microscópica o franca apoyarán el diagnóstico de cólico renal (Aj, 1996)
2. Hemograma y bioquímica sanguínea. Valoración de la función renal (urea y creatinina) y del estado hidroelectrolítico.
3. Anormales y sedimento de orina. Ayudará a identificar la presencia de cristales (tipo de cálculo), bacteriuria y/o piuria. La presencia de infección será confirmada mediante un urinocultivo.
4. Radiografía simple de aparato urinario. Informará sobre la existencia de imágenes cálcicas, el tamaño de la silueta renal, signos de posición antiálgica (desviación de la columna lumbar). Aunque se acepta que casi un 90% de los cálculos renales (oxalato cálcico, estruvita o cistina) pueden aparecer en una radiografía simple, la evidencia de su valor diagnóstico es limitada (Aj, 1996), (Haddad, 1992)

5. Ecografía renal. Útil en la valoración de dilatación renal y en la presencia de cálculos. Útil tanto para la evaluación inicial como para el seguimiento.
6. Urografía intravenosa. Detectará cálculos radiotransparentes por signos indirectos de la existencia de una obstrucción y signos propios de las diversas causas de obstrucción (acodaduras, estenosis...).
7. Ureteropielografía ascendente o pielografía anterógrada por punción renal percutánea.

En caso de expulsión y recogida del cálculo, se analizará éste. Cuando esto no es posible nos pude dar información otro tipo de test: analítica de orina para ver el tipo de cristal; ácido úrico, calcio, bicarbonato y fosfatos en plasma; orina de 24 horas para conocer el calcio, ácido úrico, oxalato, fosfatos, magnesio, citrato y creatinina.

Evolución
Dependiente del tamaño del cálculo.
- Cálculo menor de 5 mm. Es benigno y autolimitado, y en la mayoría de los pacientes la eliminación del cálculo es espontánea (Saklayend, 1997)
- Cálculos entre 5 y 10 mm de diámetro. Ceden espontáneamente en el 50% de los casos (ICES Institute for clinical evaluative sciences,, 1998)
- Cálculos mayores de 1 cm de diámetro. Normalmente requieren intervención terapéutica. Este tipo de cálculos favorece la presentación de complicaciones (ICES Institute for clinical evaluative sciences,, 1998)

Diagnostico Diferencial
- Procesos renales: embolismo renal, se sospechará en pacientes con cardiopatías embolígenas y mal manejo del dolor.
- Procesos osteoarticulares: lumbalgias, hernia discal...
- Procesos digestivos: apendicitis, diverticulitis, pancreatitis aguda, trombosis mesentéricas...
- Procesos ginecológicos: embarazos extrauterinos, anexitis, torsión de quiste ovárico.
- Procesos vasculares: embolismo renal, aneurisma aórtico...
- Procesos extrabdominales: infarto agudo de miocardio, síndrome de Munchäusen

Tratamiento

Los objetivos del tratamiento del cólico nefrítico serán:
- Control y minimización del dolor
- Se deberá hacer una distinción entre el tratamiento de la fase aguda y las medidas ambulatorias.

Tratamiento de la fase aguda

1. Venoclisis y perfusión con suero fisiológico a razón de 500 ml/12horas. La administración de líquidos abundantes durante la fase aguda aumenta la liberación de prostaglandina E2 lo que intensifica el dolor. Se puede utilizar la vía intramuscular, aunque se ha demostrado que algunos fármacos son menos efectivos utilizando esta vía.

2. Analgésicos no opiáceos. Son de uso frecuente

- Dipirona magnésica, presentada en ampollas de 2 gr/5ml. Si no hay contraindicaciones se administrará una ampolla (o una y media) disuelta en 50 ó 100 ml de suero fisiológico a pasar en 5-10 minutos. Si a los 15 minutos no se ha obtenido una analgesia suficiente se puede repetir la dosis.
- Diclofenaco sódico, presentado en ampollas de 75 mg/3ml. Ha sido demostrada su efectividad en el tratamiento del cólico renal. Los AINES son más efectivos que los opiáceos con menos efectos adversos (Buck, 1997). El Diclofenaco tiene un buen balance de eficacia frente a efectos secundarios es una alternativa a la dipirona, aunque también pueden ser usados de forma simultánea. Si no hay contraindicaciones se administrará una ampolla disuelta en 100 ml de suero fisiológico a pasar en 10 minutos. Tanto la dipirona como el diclofenaco son menos efectivos si se administran por vía intramuscular.

3. Analgésicos opiáceos. Si a pesar de las medidas tomadas persistiera el dolor se podrían usar analgésicos opiáceos:

- Tramadol, 100 mg intramusculares o intravenosos (diluidos en 100 ml de suero fisiológico) según el dolor. Respecto a este fármaco no existe evidencia de analgesia superior a otros y es más caro (Bergus, 1996)
- Petidina, 100 mg intravenosos diluidos en 100 ml de suero fisiológico.

Otros fármacos, para aliviar la sintomatología asociada al dolor:
- Metoclopramida, si presenta náuseas o vómitos.
- Antiespasmóticos, no parecen ser tan efectivos como los AINES o los analgésicos opiáceos, pero pueden ser usados en algunos pacientes, existen

pocas publicaciones que valoren la evidencia de su eficacia.
• Antipiréticos, si presenta fiebre
• Ansiolíticos orales
• Antibióticos. No se utilizan en el tratamiento rutinario del cólico renal, pero si están indicados en pacientes con signos de infección o con alto riesgo de sufrirla por obstrucción ureteral.

Tratamiento ambulatorio de continuación
1. Ingesta abundante de agua (3-3,5 litros al día). Estudios controlados han demostrado que se reduce la formación de cálculos (Buck, 1997)
2. Restricciones dietéticas en función de las características del cálculo. Por ejemplo, tratamiento con citrato potásico, o recomendar la ingesta de limonada en los formadores de cálculos por hipocitraturia. Los beneficios de las restricciones en la dieta de grasas, proteínas animales o el aumento del consumo de fibra, no están claramente demostrados (Buck, 1997)
3. Baños de agua caliente. La inmersión del paciente en agua caliente es una maniobra antiálgica.
4. Analgésicos: Dipirona, Diclofenaco, Indometacina o Ketorolaco. Los AINES son los fármacos más adecuados porque pueden ser autoadministrados y, al contrario que los opiáceos no crean adicción. Recomendaremos la vía rectal o intramuscular por ser las de efecto más rápido (Thomson JF, 1989). La disponibilidad de los AINES inyectables es limitada; el Diclofenaco es el que se ofrece con más frecuencia en la literatura, siendo su alternativa el Ketorolaco.
5. Se recomendará al paciente que realice un filtrado de la orina para posibilitar la recogida del cálculo para su posterior análisis, que confirmará el tipo de litiasis (ICES Institute for clinical evaluative sciences,, 1998)
6. Tratamientos complementarios a realizar en atención secundaria: litotricia extracorpórea, litotomía endoscópica, ureteroscopia, nefrolitotomía percutánea, y raramente intervención quirúrgica (ICES Institute for clinical evaluative sciences,, 1998).

Criterios de Derivación a Consulta de Urología
• Alteraciones clínicas o analíticas importantes. Fiebre, deshidratación, insuficiencia renal, paciente monorreno (orgánico o funcional). (Morris SB, 1995)

• Cólicos nefríticos recurrentes. Se remitirán a consulta de urología para realización de pruebas complementarias específicas.
• Cálculo radiopaco de tamaño considerable. A partir de los 10 mm de diámetro difícilmente será expulsado.

Complicaciones
• Obstrucción completa del uréter. Disminuye la filtración urinaria que si persiste más de 48 horas producirá una reducción de la perfusión renal y una gradual e irreversible pérdida de la función renal. (ICES Institute for clinical evaluative sciences,, 1998)
• Cistitis, pielonefritis o pionefrosis. La presencia de cualquier tipo de obstrucción de la vía urinaria predispone a la sobreinfección de la orina.
• La sepsis de origen urinario puede ser una de las causas de muerte del cólico nefrítico. Ante esta situación es necesaria la desobstrucción urgente de las vías urinarias.

BIBLIOGRAFÍA

1. Aj, B. R. (1996). Role of the plain radiograph and urinalysis in acute ureteric colic. Journal of accident & emergency medicine , 13, 390-391.
2. Bergus. (1996). Pain relief for renal colic. The Journal of Family Practice, 43, 438-440.
3. Boari B, M. R. (2003). Circadian rhythm and renal colic. Recenti Prog Med. , 94(5):191-193. .
4. Buck. (1997). Detreatment of renal colic and the medical and dietary management of urolithiasis. Current opinion in urology, 4, 226-230.
5. Chauhan V, E. B. (2004). Effect of season, age, and gender on renal colic incidence. Cochrane, 22(7):560-563. .
6. Curhan GC, W. W. (1997). Family history and risk of kidney stones. J Am Soc Nephrol., 8(10):1568-1573.
7. Dall'era JE, K. F. (2005). Gender Differences among Hispanics and Caucasians in symptomatic presentation of kidney and ureteral stones . Journal Endourology., 19(3):283-286.
8. Haddad. (1992). Renal colic: diagnosis and outcome. Radiology, 184, 83-88.
9. ICES Institute for clinical evaluative sciences,. (1998). Caution: stones no passing! – Kidney stones and renal colic. ICES, 34: 45-48.
10. Ljunghall S, D. B. (1985). Family history of renal stones in recurrent stone patients. . British Journal Urology. , 57(4):370-374.
11. Morris SB, H. S. (1995). Should all patients with ureteric colic by admitted. Annals of the Royal College of Surgeons of England, 77, 452.
12. Saklayend. (1997). Medical management of nephrolithiasis. Medical Clinics of North America, 81, 785-799.
13. Sarmina I, S. J. (1987). Urinary lithiasis in the black population: an epidemiological study and review of the literature. Journal Urology. , 138(1): 14-17.
14. Soucie JM, T. M. (1994). Demographic and geographic variability of kidney stones in the United States. Kidney Int. , 46(3):893-899. .
15. Thomson JF, P. J. (1989). Rectal diclofenac compared with pethidine injection in acute renal colic. British Medical Journal , 1140-1141.

CAPÍTULO 13

Quemadura
William Ronald Uriarte Chacán

Introducción

El peligro de sufrir quemaduras es constante en la vida diaria, estas van desde las quemaduras solares a las causadas directamente por el fuego, existe una amplia gama de posibilidades y situaciones que nos ponen en riesgo (Gonzales, 2008).

Las quemaduras son lesiones producidas en los tejidos vivos, debido a la acción de diversos agentes físicos (llamas, líquidos u objetos calientes, radiación, corriente eléctrica, frío), químicos (cáusticos) y biológicos, que provocan alteraciones que van desde un simple eritema transitorio hasta la destrucción total de las estructuras (Ministerio de Salud Gobierno de Chile, 2017).

Factores de riesgo

Los factores de riesgo varían dependiendo de muchas variantes, entre los princípiales debemos tener en cuenta:
- Las personas con un nivel de ingresos más bajo tienen más riesgo de sufrir quemaduras que las personas que viven en países de ingresos más altos.
- La mayor probabilidad de sufrir quemaduras se ve estrechamente relacionada con el lugar de vivienda, ya que una casa hecha de caña con conexiones eléctricas defectuosas tiene más probabilidad de sufrir un incendio que una casa hecha de adobe.
- Las ocupaciones que implican exposición al fuego o electricidad
- Pobreza, hacinamiento y falta de medidas de seguridad
- Las tareas domésticas como cocinar y a la vez cuidar niños pequeños.
- los problemas de salud subyacentes, como la epilepsia, las neuropatías periféricas y las discapacidades físicas y cognitivas.
- medidas de seguridad inadecuadas para el gas licuado de petróleo y la electricidad.
- el consumo excesivo de alcohol y el tabaquismo (OMS, 2020).

Fisiopatología

La fisiopatología es compleja ya que se involucran factores locales y sistémicos, entre los factores locales podemos mencionar la lesión en si ya sea en piel o en estructuras subyacentes secundarios al efecto del mecanismo de la lesión, en los factores sistémicos podemos mencionar que consisten en una compleja respuesta inflamatoria, disfunción endotelial y coagulopatía que llega a comprometer la función multiorgánica, esta última directamente proporcional a la extensión y profundidad de la quemadura (Carrillo, Peña, & De la Torre, 2014).

Respuesta local:
Esta va a depender en su totalidad de su profundidad pudiendo ser desde una zona hiperémica con una gran posibilidad de recuperación, hasta la más profunda con coagulación de proteínas y que es irreversible. La pérdida de la cubierta cutánea lleva a disfunción en la termorregulación y perdida de la temperatura corporal, favoreciendo la hipotermia, además favorece a la colonización bacteriana e infección tanto local como sistémica (Carrillo, Peña, & De la Torre, 2014).

Respuesta sistémica:
La respuesta sistémica es compleja, depende en su totalidad de la extensión de la quemadura, a continuación, se resumirá los puntos más importantes teniendo en cuenta que no son los únicos (Carrillo, Peña, & De la Torre, 2014):

- Respuesta inflamatoria e inmunodepresora: dependiendo de la extensión de la quemadura se desencadena una respuesta inflamatoria sistémica, dependiente de la inmunidad innata en la que intervienen: factor de necrosis tumoral, interleucina 1 y 6, tromboxanos, leucotrienos, histamina, serotonina, catecolaminas y radicales libres de oxígeno. Estos condicionan un estado proinflamatorio que tienen como principal órgano de choque al endotelio, lo que favorece la activación de la coagulación, hipoperfusión y el síndrome de fuga capilar, lo que lleva a riesgo de enfermedad tromboembólica venosa, mala distribución de líquidos, y a pesar de existir una hiperinflamación lleva a depresión inmunológica lo que predispone a mayor riesgo de infecciones, la inmunodepresión está dada por la disfunción de polimorfonucleares, alteración del sistema del complemento y un estado de hipogammaglobulinemia (Carrillo, Peña, & De la Torre, 2014)
- Estado de choque y depresión miocárdica: pacientes con quemaduras graves presentan un profundo estado de choque, cuya revisión bibliográfica merece ser revisada como un tema aparte por la complejidad y extensión del mismo, las disfunción endotelial, fuga capilar,

desequilibrio del mecanismo de starling, vasodilatación y depresión miocárdica mediada por citocinas, hipoxia y una disponibilidad alterada del calcio en el corazón (Carrillo, Peña, & De la Torre, 2014) (Moran, Cerro, Tapia, Castillo, & Apolo, 2019).

- Disfunción renal aguda: están involucrados varios mecanismos entre los que cabe destacar: gasto cardiaco bajo, depleción de volumen intravascular, hipoperfusión esplácnica, hipertensión intraglomerular, apoptosis de células tubulares, rabdomiólisis, hemolisis e inversión de flujo cortico/medular (Albornoz, Villegas, & Peña, 2014) (Carrillo, Peña, & De la Torre, 2014).
- Lesión por inhalación y edema pulmonar: es frecuente y es secundaria al efecto térmico de diferentes tóxicos, en especial a las partículas en ignición presentes en el humo, se caracteriza por edema y obstrucción de la vía aérea y sistema bronquial (Carrillo, Peña, & De la Torre, 2014).
- Respuesta neuroendocrina: es una respuesta compleja que se caracteriza en su fase inicial por el incremento del cortisol, catecolaminas, aldosterona, angiotensina II, vasopresina y el neuropéptido con resistencia a la insulina, lo que se traduce a hiperglicemia y un estado hipercatabólico (Jeschke, Van, & Choudhry, 2020).
- Hipoperfusión esplácnica: esta mediada por disminución del gasto cardiaco, depleción de volumen intravascular, vasodilatación. Esta predispone al desarrollo de íleo, traslocación bacteriana, amplificación de la respuesta inflamatoria sistémica y disfunción orgánica múltiple (Carrillo, Peña, & De la Torre, 2014).

Diagnostico

en el diagnóstico del paciente que sufre quemaduras se debe considerar:
Extensión de las quemaduras
Profundidad de las quemaduras
Localización
Edad y sexo del paciente
Peso y estado nutricional
Comorbilidades
Estado de conciencia del paciente
Agente causal, mecanismo y tiempo de acción
Escenario donde ocurrió

Lesiones concomitantes

Tiempo de evolución de la quemadura (Ministerio de Salud Gobierno de Chile, 2017).

- Extensión de la quemadura: la evaluación puede ser difícil, la presencia de eritema en las primeras horas puede hacer que se sobrestime la extensión de las mismas (Carrillo, Peña, & De la Torre, 2014), existen distintos métodos para la evaluación unos más precisos que otros recomendamos al lector escoger el que a su criterio crea más rápido y certero.
- Regla de los 9 de Wallace: el cuerpo se divide en áreas equivalentes al 9% se utiliza para estimar la extensión en quemaduras medianas y grandes en adultos no es precisa en niños.

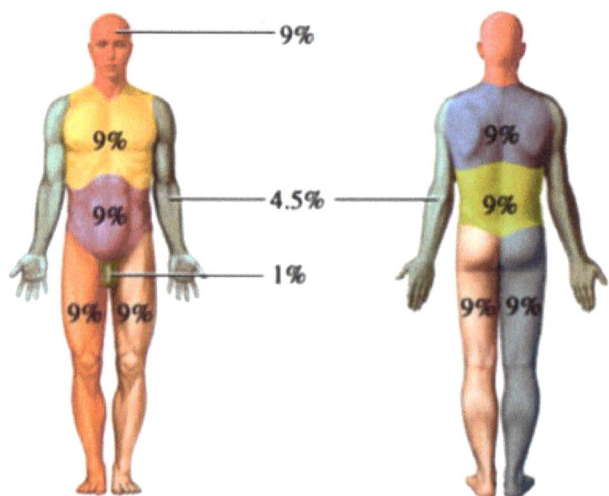

Figura 1 Regla de los 9 de Wallace: tomada de Min. Salud Chile 2017.

- Diagramas de Lund y Browder para estimar el tamaño de la quemadura en relación a la superficie corporal total: en adultos esta aceptada el uso de la regla de los 9 para la toma de decisiones rápidas en cuento a la administración de fluidos, en otras edades se debe tener en cuenta el cambio de proporción que va tomando la cabeza con respecto al cuerpo por lo que se propone el siguiente diagrama (Jeschke, Van, & Choudhry, 2020).

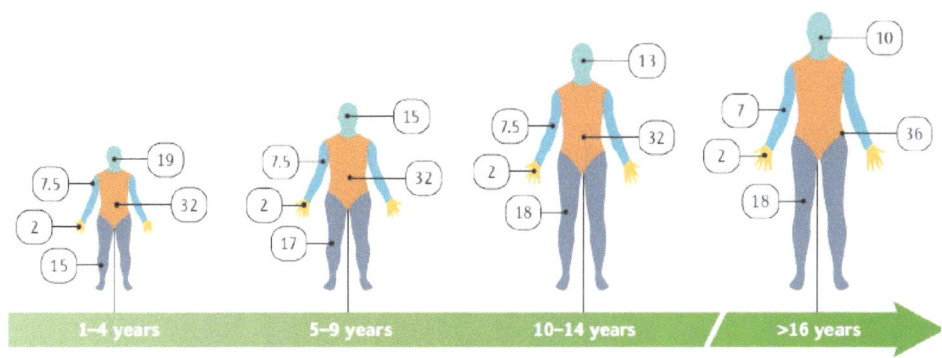

Figura 2: Diagrama de Lund y Browder. Tomado de Burn Injury Rev. Nature 2020

Profundidad: la evaluación de la profundidad puede ser compleja existen distintas clasificaciones, pero las más usadas son la de Benaim, Converse-Smith y ABA (American Burns-Association), recordando que las quemaduras son dinámicas por lo que la reevaluación es fundamental (Jeschke, Van, & Choudhry, 2020).

Tabla 1: Profundidad de las quemaduras según distintas Clasificaciones

		Clasificación		
Benaim	Converse-Smith	ABA	Nivel histológico	Pronostico
Tipo A	Primer grado	Epidérmica	epidermis	Debe curar espontáneamente en 7 días sin secuelas
Tipo AB-A	Segundo grado superficial	Dérmica superficial	Epidermis y dermis papilar	Resolución espontanea en 15 días con secuelas estéticas, riesgo de complicación
Tipo AB-B	Segundo grado profundo	Dérmica profunda	Epidermis y dermis papilar y reticular	Habitualmente termina en injerto con secuelas estéticas y funcionales
Tipo B	Tercer grado	Espesos total	Epidermis, dermis e hipodermis, pudiendo llegar inclusive a plano óseo	Requiere escarectomia precoz e injerto o colgajo

Modificado de: Burn Injury Nature 2020 y Min. Salud Chile 2017

- Localización: las siguientes zonas se consideran áreas especiales en caso de quemaduras por su importancia estética y/o funcional: cara, cuello, manos y pies, pliegues articulares, genitales y periné, mamas y axilas. Las que deben ser atendidas con especial atención (Ministerio de Salud Gobierno de Chile, 2017).
- Edad: el pronóstico del paciente quemado es menos favorable en los extremos de edad. En menores de 2 años o en mayores de 65 años, ya sea por la inmadurez anatómica y funcional o por el deterioro con los años de las mismas.
- Sexo: la piel es menos gruesa en las mujeres.
- Agente causal: es diferente una quemadura con líquidos que, con fuego, mientras el agua puede llegar a los 100°C la llama puede superar los 400°C, las quemaduras eléctricas son graves independientes de su extensión.
- Mecanismo de acción: varia según el agente y la circunstancia, el calor del fuego es diferente dependiendo de la sustancia en combustión.
- Tiempo de acción: que puede variar de milésimas de segundo (eléctricas) minutos u horas.
- Escenario: espacios abierto o cerrados con presencia de material de combustión
- Comorbilidades: presencia de enfermedades que pueden predisponer a quemaduras o que las mismas sean más graves ejemplo (neuropatía en paciente diabético)
- Lesiones concomitantes: ejemplo caída de altura o lesiones de alto impacto
- Tiempo de evolución: la semiología cambia en relación al tiempo pudiendo llegar desde el eritema inicial hasta flictenas tardías (Wang, Beekman, Hew, jackson, & Parungao, 2017).
- Gravedad: los pacientes quemados pueden ser evaluados a través del índice de gravedad, este índice propone una fórmula para predecir el pronóstico y mortalidad de un paciente quemado, considera la edad, extensión y profundidad de las quemaduras (Ministerio de Salud Gobierno de Chile, 2017).

Tabla 2: Índice de Gravedad, Formula según la edad

Edad	Formula	
Adultos mayores de 20 años	Edad	X1
	+% quemadura tipo A	X2
	+% quemadura tipo AB	X3
	+% quemadura tipo B	
2 a 20 años	40- edad	X1
	+% quemadura tipo A	X2
	+% quemadura tipo AB	X3
	+% quemadura tipo B	
Niños menores de 2 años	40- edad	X1
	+% quemadura tipo A	X2
	+% quemadura tipo AB	X3
	+% quemadura tipo B	
	+ constante 20	

Modificado de: Min. de salud Chile 2017

De acuerdo al puntaje obtenido se clasifica en categorías definidas según pronostico.

Tabla 3: riesgo vital según el puntaje del índice de gravedad.

puntaje	Clasificación	pronostico
21-40	Leve	Sin riesgo vital
41-71	Moderado	Sin riesgo vital, salvo complicaciones
71-100	Grave	Mortalidad menor al 30%
101-150	Critico	Mortalidad del 30 al 50%
>150	Sobrevida excepcional	Mortalidad mayor al 50%

Modificado de: Min. de salud Chile 2017

Tratamiento

La mayor parte de las complicaciones que presentan este tipo de pacientes se debe a factores asociados a la primera atención, no se debe solo considerar la lesión cutánea sino también las alteraciones sistémicas presentes. El manejo inicial del paciente quemado es el mismo de un paciente politraumatizado, se realiza aplicando el protocolo ABC que se resumen de la siguiente manera

(Jeschke, Van, & Choudhry, 2020) (Ministerio de Salud Gobierno de Chile, 2017):

A. vía aérea y control de columna cervical
B. ventilación
C. Circulación
D. Déficit neurológico
E. Exposición con cuidado de temperatura ambiental
F. Resucitación de fluidos

- Vía Aérea: se debe evaluar la capacidad de ventilar adecuadamente del paciente, la columna cervical debe ser asegurada en pacientes quemados y politraumatizados y en pacientes con quemaduras eléctricas y caídas de altura. La vía aérea puede estar comprometida en los siguientes casos
  - Exposición a gases en espacio cerrado
  - Compromiso de conciencia
  - Autoagresión
  - Inflamación de ropas con compromiso de cuello y cara
  - Presencia de humo en el lugar del accidente
  - Quemaduras de cara, cuello o tronco superior
  - Vibrisas chamuscadas
  - Esputo carbonáceo o partículas de carbón en orofaringe.
  - Eritema o edema en orofaringe
  - Cambio de voz
  - Estridor, taquipnea o disnea
  - Broncorrea
  - Desorientación

Establecida la sospecha diagnostica especialmente en pacientes pediátricos el paciente debe intubarse hasta comprobar una adecuada vía aérea (Gottlieb, Holladay, & Burns, 2019).

- Ventilación: inicialmente todos los pacientes con sospecha de injuria inhalatoria deben recibir oxigeno al 100% evaluando los síntomas de intoxicación por monóxido de carbono que pueden ser desde cefaleas hasta la muerte (Ministerio de Salud Gobierno de Chile, 2017).

- Circulación: se debe evaluar y descartar presencia de síndrome compartimental, ya que tienen indicaciones de descomprensión de urgencia. Se debe establecer accesos venosos de forma inmediata tratan de evitar a zona quemada ya que los detritus en esta podrían pasar al torrente sanguíneo y causar émbolos sépticos, en niños se puede usar la vía intraósea como emergencia (Jeschke, Van, & Choudhry, 2020).

- Déficit neurológico: es necesario aplicar la escala de Glasgow en casos de deterioro neurológico se debe descartar intoxicación por monóxido de carbono, pacientes con deterioro progresivo del estado de conciencia deben intubarse.

- Exposición y evaluación inicial de las quemaduras con control ambiental: se debe evaluar al paciente por delante y por detrás, calcular la extensión de las quemaduras, a continuación, envolver las lesiones con sabanas o gasas limpias no necesariamente estériles no aplicar antibióticos tópicos. Abrigar al paciente mediante mantas o sabanas para minimizar la perdida de calor y control de temperatura ambiental. La cabecera se debe elevar a 30 grados para limitar la formación de edema facial, elevar las extremidades quemadas por encima del tórax (Gonzales, 2008).

- Reanimación con fluidos: uno de los pilares importantes que se debe realizar en el manejo de pacientes con quemaduras, los principales objetivos de la reanimación son restaurar el volumen intravascular, mantener la perfusión y función de los órganos y prevenir las complicaciones de le herida, por lo tanto se debe guiar por parámetros fisiológicos y de laboratorio para prevenir posibles daños.

Los pacientes que tiene un compromiso mayor al 15% de la superficie corporal deben ser reanimados con fluidos (Moran, Cerro, Tapia, Castillo, & Apolo, 2019).la reanimación debe realizarse dentro de las 2 horas posteriores a la quemadura para evitar que aumente el riesgo de morbilidad y mortalidad, pacientes con un compromiso menor al 10% no requieren reanimación.

Cómo se debe notar pacientes con quemaduras que abarquen más del 15% de la superficie corporal deben ser trasladados a un centro especializado, mientras tanto se recomienda iniciar la reanimación con fluidos (de preferencia lactato finger) a un ritmo de 500 ml/hora en pacientes adultos, cálculos más específicos se deben realizar en el medio hospitalario, recordando un adecuado registro de signos vitales en todo momento (Stanojcic, Abdullahi, & Rehou, 2016). En cuanto a niños se debe considerar que con más del 10% de la superficie corporal quemada deben recibir fluidos, se requiere iniciar una resucitación con fluidos a un ritmo de 20 ml/kg/hora, ajustes más exactos se deben realizar en medio hostiario. La diuresis se debe mantener en torno a 0,5 ml/kg/hora en niños mayores de 2 años y 1ml/kg/hora en menores de 2 años, ajustando el balance hídrico (Lewis, Pritchard, & Evans, 2018) (Ministerio de Salud Gobierno de Chile, 2017)

El manejo posterior del paciente quemado debe ser realizado en centros con la capacidad o con la experiencia para realizar un manejo integral, con la capacidad de manejar las posibles complicaciones.

A continuación, detallaremos los criterios para la transferencia a una casa de salud de mayor complejidad.
- Índice de gravedad mayor al 70% o quemaduras AB o B mayor al 20% de superficie corporal
- Edad mayor de 65 años con 10% o más de quemadura AB o B
- Sospecha de injuria inhalatoria
- Quemaduras por electricidad independientemente del examen físico (recordando que la electricidad hace más daño del que no se puede ver)
- Quemaduras de cara, manos, pies, genitales, periné y articulaciones mayores
- Quemaduras químicas.
- Politraumatismos
- Falla en la reanimación
- Inestabilidad hemodinámica o respiratoria
- Comorbilidades graves asociadas (insuficiencia renal, patologías cardiacas, diabetes etc.) (Ministerio de Salud Gobierno de Chile, 2017).

Recomendación	Grado de recomendación
siempre se debe evaluar la extensión de la quemadura con el método más rápido y preciso conocido por el personal que atiende al paciente (Gonzales, 2008)	A
se recomienda evaluar periódicamente la profundidad y extensión de las quemaduras (Lewis, Pritchard, & Evans, 2018)	A
Se deme aplicar el protocolo ABC para el manejo del paciente quemado (Moran, Cerro, Tapia, Castillo, & Apolo, 2019)	A
En pacientes adultos se recomienda realizar la reposición de volumen con lactato ringer (Jeschke, Van, & Choudhry, 2020)	B
En pacientes pediátricos se recomienda realizar la reposición de volumen con solución fisiológica (Wang, Beekman, Hew, jackson, & Parungao, 2017)	B
Los cálculos de hidratación deben realizarse en medio hospitalario para poder verificar el verdadero impacto fisiológicos (Lewis, Pritchard, & Evans, 2018)	B
Se debe iniciar precozmente la nutrición oral o enteral (Ministerio de Salud Gobierno de Chile, 2017)	A
Se debe prevenir la hipotermia controlando la temperatura ambiental lo más cercano que se pueda a los 26 grados (Ministerio de Salud Gobierno de Chile, 2017)	A
En quemaduras graves no se recomienda el uso de antibióticos tópicos (Gonzales, 2008)	B

BIBLIOGRAFÍA

1. Albornoz, C., Villegas, J., & Peña, V. (2014). Epidemiología del paciente gran quemado adulto en Chile: experiencia del Servicio de Quemados del Hospital de la Asistencia Pública de Santiago. Revista Medica Chilena, 181-186.
2. Carrillo, R., Peña, C., & De la Torre, T. (2014). Estado actual sobre el Abordaje y Manejo del Enfermo Quemado. Asociacion Mexicana de Medicina Critica y Terapia Intensiva, 32-45.
3. Gonzales, L. (2008). Las quemaduras y su tratamiento. Educacion Sanitaria, 62-68.
4. Gottlieb, M., Holladay, D., & Burns, K. (2019). Ultrasound for airway management: An evidence-based review for the emergency clinician. The American Journal Of Emergency Medicine, 65-75.
5. Jeschke, M., Van, M., & Choudhry, M. (2020). Burn Injury. Nature Reviews, 6-11.
6. Lewis, S., Pritchard, M., & Evans, D. (2018). Coloides versus cristaloides para la reanimación con líquidos en pacientes en estado crítico. Cochrane Database of Systematic Reviews.
7. Ministerio de Salud Gobierno de Chile. (2017). Gran Quemado. Santiago de Chile: Minsal.
8. Moran, A., Cerro, S., Tapia, Z., Castillo, O., & Apolo, Y. (2019). Abordaje Terapeutico del Paciente Quemado: importancia de la Resucitación con Fluídoterapia. Archivos Venezolanos de Farmacologia y Terapeutica, 6-12.
9. OMS. (2020, febrero 14). www.who.int. Retrieved from www.who.int: https://www.who.int/es/news-room/fact-sheets/detail/burns
10. Stanojcic, M., Abdullahi, A., & Rehou, S. (2016). Pathophysiological Response to Burn Injury in Adults. Annals of Surgery, 1-9.
11. Wang, Y., Beekman, J., Hew, J., jackson, S., & Parungao, R. (2017). Burn injury: Challenges and advances in burn wound healing, infection, pain and scarring. Advanced Drug Delivery Reviews, 4-21.

www.ingramcontent.com/pod-product-compliance
Lightning Source LLC
Chambersburg PA
CBHW040315220526
45473CB00009B/2438